まるごとガイドシリーズ ⑦

資格のとり方・しごとのすべて

看護師

［かんごし］

まるごとガイド

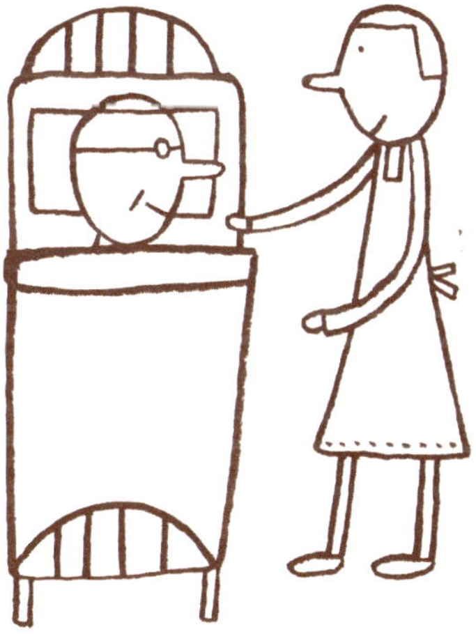

田中 美恵子／監修

改訂版

ミネルヴァ書房

はじめに

21世紀に突入してから、はや10年以上が過ぎました。未曾有の災害の発生によって、人々のライフスタイルそのものに大きな変化が訪れつつあります。社会全般に焦点を当てれば、少子高齢化の流れに歯止めがかからず、保健、医療、福祉の現場に対するニーズがますます高まり続けているというのが、昨今の状況といえます。

看護師、保健師、助産師などの看護職は、こうした分野に深くかかわる専門職です。病気を抱えた人のお世話をすること、その家族を含めて支援をすること、健康管理や病気の予防につとめること、さらには、専門職同士の間でコーディネーター的な役割を担うこと……。働く場所によって、立場や仕事の中身は異なりますが、その根本にあるのは、人を支え、寄り添う職業であるということです。

この本に登場するのは、それぞれの職場で培ってきた経験、知識、技術を生かして活躍する先輩看護職です。先輩たちの働く姿から、仕事への情熱や誇り、志の高さを感じ取ることができるでしょう。同時に、看護という仕事の可能性の広さにも気づくことでしょう。

あなたが少しでも看護の仕事に興味を抱いているなら、まずはこの本を手に取って、看護の世界に足を踏み出してみてください。そして、あなたなりの「看護師像」を見つけるきっかけとなったなら、これ以上喜ばしいことはありません。

田中 美恵子

もくじ

第3章 職業生活の実際は…

第4章 考えておきたい将来のこと

第5章 あなたに合った資格の取り方を見つけましょう

●役立ち情報ページ

※本書では必要に応じて、看護師のほかに、保健師や助産師などを含めた総称として「看護職」という名称を使用しています。

プロローグ

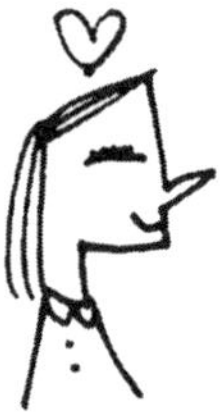

STEP 1 この本を手に取ったあなたは、どんな人でしょうか？

あなたは、なぜ看護師に関心を持ったのでしょう？　病気やけがをしたとき、優しく世話をしてもらったから？　「テレビドラマを見て」「あの白衣姿にあこがれて」という人もいるかもしれませんね。

でも、あなたが出会ったのは、おそらく看護の仕事のごく一部です。看護の仕事は、それほどに幅広く、奥深いものです。もちろん、病院や診療所で白衣を着て働いている看護職も数多くいます。でも、もう少し視野を広げてみると、学校の保健室、保育園、会社の健康管理室、保健所などの行政窓口、老人ホームなどなど、看護職に出会える場所はいたるところにあるのです。

看護師は、保健、医療、福祉という、人の命と健康を守る分野全般で仕事をする専門職です。仕事の内容はさまざまですが、「看護」という言葉、すなわち「看＝手をかざしてみる、ながめる」「護＝助ける、守る」の示すとおり、対象となる人をよく見て、必要な援助を行うことが基本となります。

まずは、この本の第１章、第２章で、看護師の仕事の幅広さと奥深さを知ってください。看護師の資格をベースに取得できる、保健師と助産師などの資格についても知っておきましょう。

　また、特に「看護師になりたい」ということでなく、「保健・医療・福祉の分野で働くためのよい資格は？」という気持ちでこの本を手にした人もいるでしょう。看護師の資格は簡単に取得できるものではありませんが、医療系の資格としてはもっとも活躍の場の多い職種です。また、この仕事ができるのは医師と看護師の資格を持った人だけという「業務独占」の国家資格ですから、取得する価値は大、といってよいでしょう。さらに、資格を生かしてほかの資格を取得したり、専門性を高めて専門看護師、認定看護師をめざすといったキャリアアップの道も開けています。第３章では勤務形態や給与など、働く現実をチェックしてみましょう。キャリアアップなど、将来的なことは第４章でふれています。

「よーし、看護師をめざすぞ!!」という気持ちになったら第５章へ。あなたに合った養成校の選び方や入試対策を詳しく解説し、養成校で勉強すること、学校生活などにもふれています。巻末の役立ち情報ページには、学校選びから就職活動にまで使える情報を集めました。ぜひ参考にしてください。

STEP 2

さまざまな看護職の実際の仕事ぶりを知ってください

保健医療

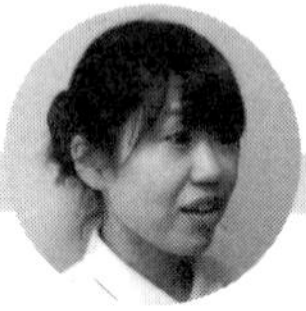

緩和ケア病棟勤務の看護師

菊池　文さん

→ルポ2

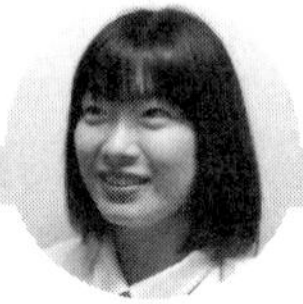

放射線科勤務の看護師

福永雅子さん

→ルポ1

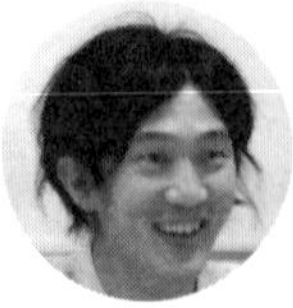

救急科病棟勤務の看護師

帰山一志さん

→インタビュー3

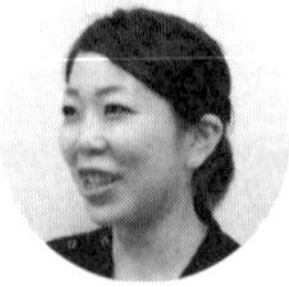

短時間勤務の看護師

福島順子さん

→ルポ6

看護学生

吉田　純さん

→ルポ10

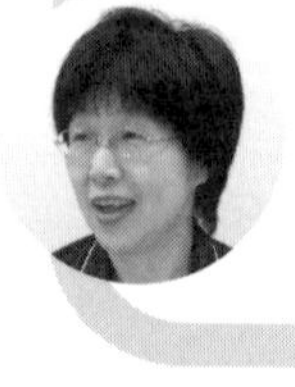

行政保健師

浅川享子さん

→ルポ7

この本では実在の看護職の仕事ぶりを見学し、話を聞いて、ルポやインタビューの記事にしています。クローズアップしたのは13人。医療施設をはじめ、介護施設、保育所、助産院など多彩な場で活躍しています。日本看護協会会長から勉学中の看護学生まで、キャリアはさまざま。それぞれ等身大の姿を見せてくれます。どんな仕事をどんなことに悩みながら、また周辺のスタッフとどう連携しつつ行っているか、どうぞ知ってください。

福祉

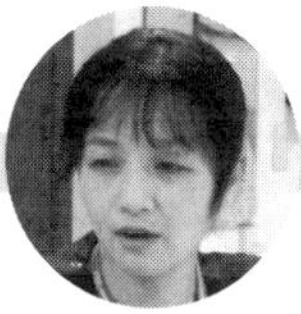

感染症看護専門看護師

坂木晴世さん

→ルポ8

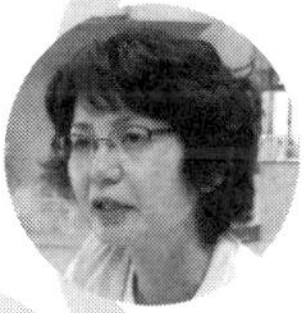

保育所勤務の看護師

谷山順子さん

→ルポ5

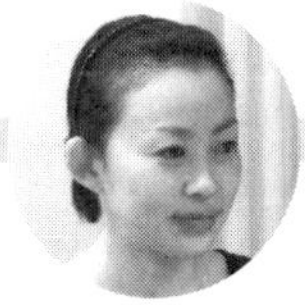

訪問看護師

中尾真裕子さん

→ルポ3

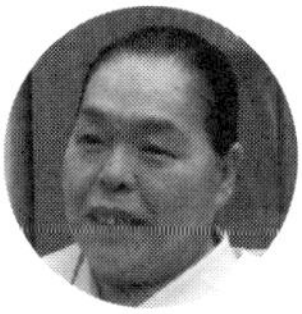

一般病院の副院長

桃田寿津代さん

→インタビュー2

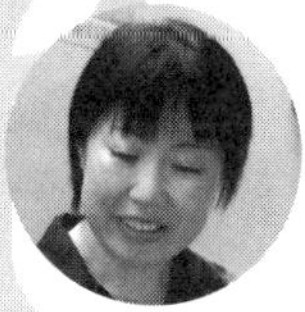

介護施設勤務の看護師

伊藤やよいさん

→ルポ4

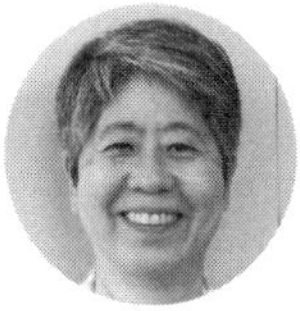

職能団体会長

坂本すがさん

→インタビュー1

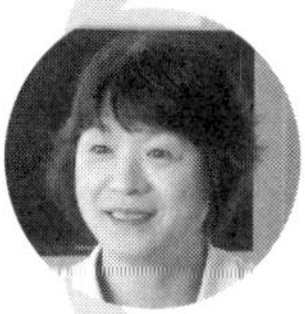

開業助産師

宮下美代子さん

→ルポ9

STEP 3

確かな知識と技術、職業観を身につけて

看護職は、医療職のなかでもっとも患者さんに近いところで仕事をします。たとえば、入院患者さんが体の変調を覚えたとき、ナースコールを押して知らせるのは医師でなく、看護師です。また、生まれたばかりの赤ちゃんを最初に抱き上げるのは助産師ですし、息を引き取るまで患者さんに付き添い、ターミナルケア（終末期のケア）に従事するのも看護職です。ここまで深く人と触れ合う仕事がほかにあるでしょうか？

それだけに、看護職には高度な専門知識と確かな技術が求められます。特に、医療技術の高度化、患者さんのニーズの多様化、そして少子高齢社会の影響もあいまって、看護職に求められる水準は年々高くなる一方です。養成校の厳しいカリキュラムを修了し、国家試験に合格したとしても、そこで勉強が終わるわけではありません。むしろ、そこからが真の勉強と思って日々努力を積まなければ、要求水準を満たす看護は提供できません。

しかも、看護職は、あくまでもサポートにまわり、主役を支えるのが仕事です。医師が主役という意味ではありません。看護の対象となる人、患者さんが主役です。主役を支える人は、常に冷静でな

ければなりません。冷静に観察し、判断し、すばやく行動しなければなりません。緊張感もあります。薬剤ラベルをひとつ間違えただけで、患者さんを死に至らしめることもあるのですから。そして、患者さんが回復し元気に退院するときに、「おめでとう」を言われるのは患者さんであり、あなたではありません。

　どうでしょう？「そんな仕事、私には無理!!」とほうり出したくなりましたか？　しかし、これが専門職というものなのです。高度な知識と技術に加え、体を張って患者さんをサポートする職業倫理を持った人——それが看護のプロ、看護職です。

「うわあ、いよいよ私には無理だわ」と思ったあなた。だいじょうぶ。皆さん、ほとんど、最初はそうですから。この本に登場する看護職は、共通して「患者さんを通じて自分も成長できた」と言っています。仕事はもちろん養成課程もけっして楽ではありませんが、そのぶん、苦労をともにした人との間には深い信頼感が生まれます。看護職は、人と触れ合い、厳しい現実に取り組むうちに、知識や技術、プロとしての自覚や人格が身についていく、そういう仕事です。この本を通して、そのおもしろさを味わってもらえればと思います。

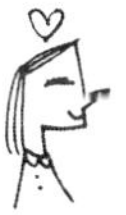

プロローグ

第1章 資格のあらまし

あなたはいまここ!!

看護の仕事は
専門職だとわかった

第2章 職場のいろいろ

第3章 働く現実

第4章 将来の可能性

第5章 進路の選び方

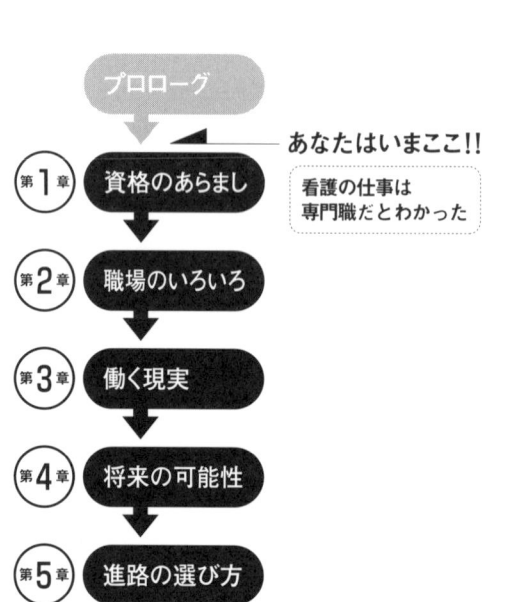

第1章

「看護師」は看護職の国家資格です

「看護師」は医師と同じく、業務独占の国家資格。
看護の仕事は看護師のみが行うことができるのです。
それだけに、プロとして求められる水準は高く、
またそれに適した資質も問われてきます。
看護師の仕事はどのようなものか、求められる資質は何か、
まずそれを見ていきましょう。

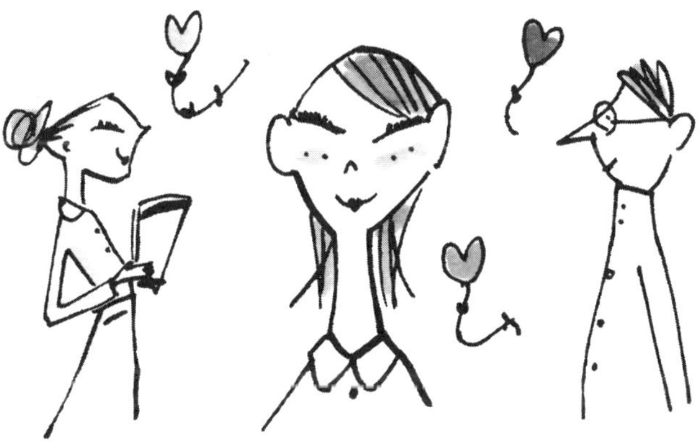

第1章

1.

健康のあらゆるレベルで人を援助します

●援助の対象は「すべての人」です

看護師の職務は、文字どおり「看護」です。看護とはどんな仕事でしょう？日本の法律では、「傷病者若〈も〉しくはじよく〈褥〉婦に対する療養上の世話又は診療の補助」と定義されています。傷病者とは病気やけがをした人のこと、褥婦とは出産を終えたばかりの女性のことです。ここからもわかるように、看護の対象は、病気、けが、産後といった「状態」ではなく、あくまでも「人」です。

一方、ナイチンゲールは、「自然が健康を回復させたり健康を維持したりする。自然が病気や障害を予防したりいやしたりするのにもっとも望ましい条件に生命をおくことが看護である」としています。つまり、看護の対象とする「人」とは個々の生命であり、傷病者や褥婦に限られるものではありません。回復した人、健康な人を対象に健康管理をしたり、病気を予防するための情報やサービスを提供するといったことも看護の大切な仕事です。

日本看護協会では、看護を「健康のあらゆるレベルにおいて個人が健康的に正常な日常生活ができるように援助すること」と定義しています。健康のあらゆるレベルとは、たとえば右ページの図のように段階的に分類できます。さらに、WHO（世界保健機関）の定義では、健康とはたんに病気だとか病弱ではないということでなく、身体的にも精神的にも社会的にも「well-being（安寧、幸福）」な状態のこと。看護の役割は、精神面、社会面にも及ぶと考えられます。

●ケアとキュア、2つの側面があります

さて、法律の定義をもう一度見てみましょう。ここには、「療養上の世話」と

法律

保健師助産師看護師法（1948年に「保健婦助産婦看護婦法」として制定、2001年に現在の法律名へ改称）。3つの職種の定義、資格要項、資格要件、国家試験、業務などについて定めたもの。第5条で「看護師」を定義している。

ナイチンゲール

フローレンス・ナイチンゲール（1820～1910）。イギリス人。クリミア戦争での看護活動で高い評価を受け、ナイチンゲール看護婦訓練学校の開設、150点に及ぶ著作など、近代看護の基礎を築いた。

「診療の補助」という２つの仕事があげられています。

まず、「世話」とは、「ケア」という言葉に置き換えることができます。「世話」という言葉には、対象とする人の意思とは無関係に、世話をやく、世話してあげる、あるいは献身的にお世話をする（奉仕する）、というニュアンスがつきまといます。しかし、看護におけるケアはそのようなものではありません。人間には、それぞれ自分で健康な生活リズムを維持する体力、知力、意思力が備わっています。このような力を自助力あるいはセルフケア能力といいます。看護師は、一人ひとりの対象者が自助力を発揮して健康な生活リズムを保てるようになるまで、自力でできない生活動作を介助したり、身のまわりの環境を調えたり、本人や家族の話し相手になるなどの働きかけを行います。そうした働きかけを通じて、対象とする人を援助するのが、看護におけるケアです。

また、看護には「診療の補助」という側面もあります。「診療」とは、診察と治療のことです。ケアとの対比として、「キュア」といいかえることができます。診療はもっぱら医師が行いますが、「診療の補助」とは医師を補助するという意味ではありません。ケアと同様、看護におけるキュアも、対象とする人の援助が目的です。病気やけがなどで自助力を十分に発揮できない人を対象に、たとえば、次のような援助を行います。

・診療に必要な物品を用意する。滅菌・消毒を確認する

・室温、照明、プライバシー保護など診療を受けやすい環境を調える

健康の各レベル

①健康の保持・増進

②疾病の予防

③救急医療

④疾病の治療と健康の回復

⑤リハビリテーション

⑥ターミナルケア（終末期のケア）

（資料：小玉香津子・高崎絹子『看護学概論（第３版）』文光堂、2000年）

ナイチンゲールの考える看護

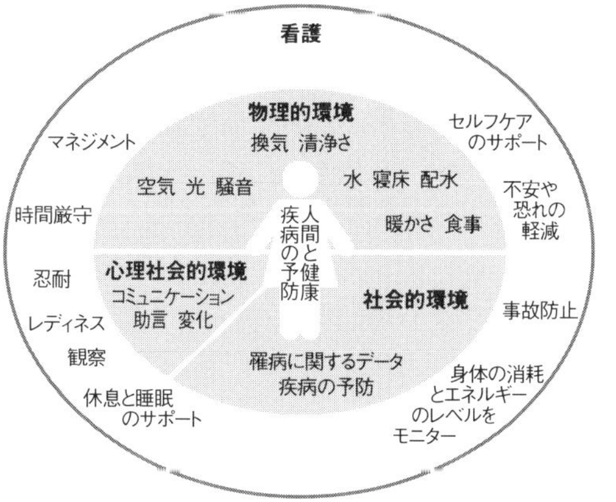

（資料：ガートルード・トレス著、横尾京子ほか監訳『看護理論と看護過程』医学書院、1992年中の図「ナイチンゲール理論の解釈モデル」）

・患者さんに診療の目的や手順を説明する
・患者さんの身じたく、診療に必要な体位（姿勢）をとることを介助する
・必要な処置を行う
・患者さんを観察し、苦痛が最小限になるよう介助する
・医師の説明が患者さんに伝わっているかどうか、確認し、必要なら説明する
・患者さんに回復に向けた情報を提供する
・看護に必要な情報を収集する
・ほかの医療従事者との連絡や調整を行う

●チームワークを大切に

実際の医療現場では、複数の専門職がチームを組んで仕事をしていきます。たとえば、病院では、下表のような各部門にそれぞれ専門職がいます。

看護部門の仕事のなかには、医師の指示を受けて行うものがあります。たとえば、患者さんに薬を投与する場合、医師の処方箋《せん》に従って薬剤師が準備した薬を受け取り、服薬指示どおりに服薬するよう管理するといった仕事があります。ただし、医師の指示を待つだけではなく、もっとも患者さんに近い立場に立つ専門職として、患者さんから得た情報をもとに他職種との調整をはかるコーディネーター的な役目も果たします。たとえば、患者さんが出された食事を口にできないときに、医師に伝えて食事の変更を依頼し、栄養士に伝えることも看護師の仕事です。

さらに、看護部門のメンバーとしても、24時間体制で患者さんをみていますから、まったく一人で動くということはなく、命令系統のはっきりした組織のもと、チームプレーで仕事をします。

近年、患者さんごとに担当の看護師を１人決めて責任を持つ「プライマリ・ナーシング」というシステムをとる病院が増えてきました。しかし、この場合も担当ナース（プライマリ・ナース）の指示で動く複数の看護師を決めたり、日によって担当を変えるなど、グループで仕事をすることに変わりはありません。また、看護助手にシーツの交換などの指示を出すといった、看護部門内でのマネジメント、コーディネートも行います。

専門職のいろいろ（病院の場合）

診療部門	医師
コ・メディカル部門	臨床検査技師、診療放射線技師、リハビリテーション科（理学療法士、作業療法士、言語聴覚士など） 栄養士 医療ソーシャルワーカー
看護部門	看護師、准看護師 保健師、助産師 看護助手

メモ

memo

1

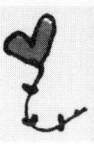

看護の仕事はいつからあるの?

answer

職業としての看護は19世紀半ば、ナイチンゲールが近代看護の地歩を固めてから

人々の暮らしのなかに病気やけがのなかった時代はありません。それを考えれば、看護という行為は、人類の営みが始まったときから行われていたといえるでしょう。事業としての看護も、古くから教会や病院で宗教活動として発展を見せていました。

ただ看護が学問として体系づけられ、職業として確立されたのは近年になってから。ナイチンゲールの活躍がその契機となったといわれています。

フローレンス・ナイチンゲール、看護職をめざす人でこの名前を知らない人はいないでしょう。彼女は1854年から56年にかけてクリミア戦争に従軍し、深い愛情と堅固な意志、そして病気や衛生に関する知識や看護管理意識をもって兵士たちの看護にあたり功績をあげました。英国に帰国後、寄せられた基金をもとに学校を創設し、看護職の教育・訓練制度を整えます。それまで宗教的な活動として行われていた看護活動は、ここで宗教と分離され、職業としての看護が確立されたのです。

日本では明治初期に日本最初の養成校が設立され、その後、日本赤十字社による救護看護婦の養成が始まりましたが、専門職としての位置づけは、第二次世界大戦後に制定された「保健婦助産婦看護婦法（現保健師助産師看護師法）」（1948年）によります。この法律に基づき、それまで開業医のもとでの住み込み見習いが一般的だった看護職の養成も、新しい看護教育カリキュラムによる国家資格となり、1950年には第1回看護婦（看護師）国家試験が行われました。

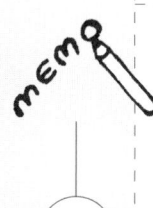

第1章

2.

看護師に必要なのはどんな資質？

●白衣の天使でなくちゃだめ？

看護師はよく「白衣の天使」といわれます。病気やけがで苦しいときに優しくケアしてくれる人がそういうイメージに見えるのは、ごく自然なことかもしれません。しかし、いま、あなたが「白衣の天使」像にあこがれたり、「人に優しくしたい」という思いだけで看護師をめざしているのなら、ちょっと立ち止まってみましょう。看護師は、いつも優しくなければいけないのでしょうか？

看護という仕事は、必要な情報を集めて整理し、そこから問題を明らかにして目標を立て、実行し、その結果を評価するという一連の過程（看護過程）によって成り立っています。看護師に望まれる資質とは、この過程を実行するために必要なすべての能力です。優しさは確かに重要ですが、それがすべてではありません。ですから「私は人に優しくないから看護師に向かない」と思っている人も、あきらめることはありません。人にはそれぞれ多様な能力が備わっています。看護は、その一つひとつをバランスよく生かすことのできる仕事です。

●幅広い知識を身につけ、応用できることが大事

看護のベースには看護学という、医学とは異なる体系の学問があります。1.で述べたように、看護にはキュアとケア、2つの領域があります。キュアの領域では、生理学、病理学、薬学といった理系の知識が中心ですが、ケアの領域では、人文科学、社会科学といった文系も含めた幅広い知識が必要となります。そうした知識を的確に用いて、臨機応変に対応する能力が求められます。

ちょっとむずかしそうですが、この能力は養成校のカリキュラムを通して身に

生理学

体の働きを研究する自然科学の一分野。研究対象によって、人体生理学、動物生理学、植物生理学などに分けられる。

病理学

体の病的状態を研究する医学の一分野。病気の原因を探り、症状や病的変化などを分析し、病気の本質を明らかにすることを目的とする。

つけることができます。ただし、看護に限らず、医療の世界は日進月歩です。免許取得後も、必要なことは自分で勉強して身につける姿勢が大変重要です。

●人に関心を持って接することができるのがなにより

看護過程の第一段階は、情報収集から始まります。もちろん看護記録や検査結果からも情報は得られますが、やはり患者さん本人や家族、ほかのスタッフとのコミュニケーションから得る情報は不可欠です。なかでも患者さんとの会話は、一見看護とは直接関係ないようでいて、重要な情報が含まれていることが多いものです。それを上手に引き出す能力が求められます。

しかし、だからといって、口べたな人が看護師に向かないということではありません。看護におけるコミュニケーションとは、あくまでもこれから解決していくべき問題点を見つけ出すためのものです。多少口べたでも「どう接したらいいのだろう」「この人は何を考えているのだろう」と考えられることが大切です。人に対して関心を持つことができれば十分資質あり、といっていいでしょう。

●意外に重要、整理する能力

得た情報を整理する能力も求められます。具体的には、看護記録をきちんと記載し、ほかのメンバーや患者さんに説明できることが必要です。また、情報以外にも多くの物品を整理し、ほかの人にも使える形に準備することが日常的に必要となります。自分の身のまわりを整理することでトレーニングしておきましょう。

●自分の健康を管理する能力も

看護の仕事は、おしなべてハードです。ほとんどが立ち仕事ですし、病棟に勤務すれば夜勤もあります。人の命を預かる仕事ですから、当然緊張感も高まります。心身ともに健康でなければ、続けることはむずかしいでしょう。

ただ、体が弱いから看護師に向かない、ということもありません。病気知らずで「健康が自慢」という人は、とかく自分の体力を過信しがちです。ハードな仕事だからこそ、無理は禁物です。この点、過去に大きな病気やけがをした人は、心身の危険信号を感じ取る能力を持っています。また、自分が患者となったことで、患者さんの気持ちをより理解しやすいというメリットもあります。要は、自分の心身をよく知って、管理する能力があればいいのです。

Q【看護師はだれでもなれる?】

A 現行の法律では、視覚、聴覚、音声機能や言語機能または精神の機能に障害があり、業務を適切に行うことができない者には免許が与えられないことがある。

〈インタビュー1〉

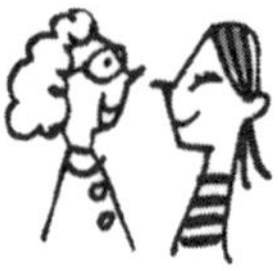

日本看護協会会長にきく

見抜く力、マネジメントする力を

話をきいた人●坂本すがさん（日本看護協会会長）

——職能団体会長という立場から、看護師の職務、看護師に求められる役割について、考えをおきかせください。

まず看護師は、患者さんのそばにいて、患者さんが今どのような状態でいるのか、そのままで大丈夫なのか、それとも何かが起こっているのか、どのようなケアが必要なのかということを、見抜かないといけません。それは、体のことだけではなく心のことも含めて、患者さんの生活や状況もふまえて、迅速かつ適切な処置に結びつけていくということです。

——少子高齢化の進行にともない、看護師の働く場は広がり、担うべき責任も重くなってきているように感じます。

現代の患者さん像について感じるのは、長くかかる病気、特に、がんや糖尿病、慢性の呼吸器疾患などが世界的にも大変増えてきているということです。その結果、こういった病気を抱えながら、自宅で生活するという方たちが多くなってきます。これまでは、急性期や慢性期の病院中心に看護師は働いてきましたが、こうした状況に対応していくために、在宅（暮らしの中）の看護にもより多く携わっていかなければいけません。

在宅の方々に寄り添って、看護師は何をするかというと、ひとつは、できる限りふだんと変わらない暮らしを送れるようにすること。でも、患者さんの容体に異変を感じたときには、早く病院に連れていくなどの判断とマネジメントする力を養っていく必要があります。

——**チーム医療における看護師の存在については、どのように思われますか。**

慢性の疾患を抱えた患者さんが増えてきて、療養期間が長くなると、患者さんに対するあらゆる支援を看護師が担うことはむずかしくなります。たとえば、患者さんがすごく落ち込んでしまったときには、心のケアの専門職である臨床心理士さんに来てもらったほうがいいこともあります。それがマネジメントする力です。一人ひとりの患者さんのすべてに寄り添うことはできなくても、看護師がきちんとマネジメントをして、チーム医療のキーパーソンを担っていかなければいけない、というのが私の考えです。

——**看護師には、コーディネートをする役割も求められているわけですね。**

ある患者さんが、夜中になると咳《せき》が多くなるとか、薬をいつも飲みづらそうにしているとか、そういった部分はふだんの生活のなかで普通でないことを見つけていくわけです。そうして目にとめたことを、薬のことなら薬剤師さんに伝える。薬剤師さんは、同じ効能で別の薬があるかどうかを調べて、看護師と情報共有して医師に提言する、そうした段取りができるのが理想的ですね。

患者さんを24時間みるという役割を担えるのは、今は看護師しかいません。臨床心理士さんや薬剤師さんたちはそういったお世話はできない、でも彼らはすぐれた技術をもった専門職です。患者さんに何が起こっているのかを見抜いて、どの専門職に相談するかということを考えていく役割も求められてきます。

——**お話をうかがっているだけでも、大変な仕事という印象を受けますが。**

人を支えるということは、簡単なものではないですから。でも、その仕事に前向きに取り組んでいくことによって、何が必要かを見抜き、人を支えることができるのです。

人間がいちばん背負っている宿命は、いつ死ぬかわからない、いつ病気になるかわからないというもので、絶えず内面でおののいている不安があるわけです。看護師は、そんな人間が独自にもっている不安を支えていけるような職業でもあります。だから、そんな仕事を選んだ人には、心からエールを送りたい。選んだことを誇りに思ってほしい、そう伝えたいですね。　(取材は2012年６月)

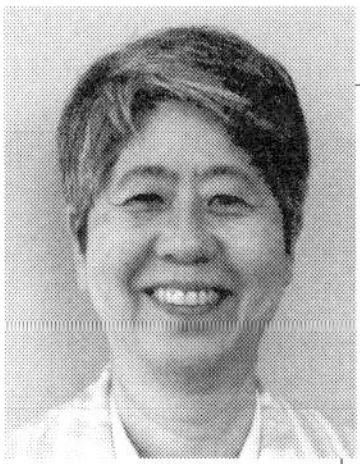

さかもと すが

1949年和歌山県生まれ。71年和歌山県立高等看護学院看護学部卒業。NTT東日本関東病院看護部長、東京医療保健大学看護学科学科長などを経て、2011年より現職。

第1章

3. この仕事をするには資格が必要

●看護師は業務独占の国家資格

看護師として仕事をするには、まず国家資格を取得することが必要です。国家資格とは、国が法律で定め、国や地方自治体などが認定する資格のことをいいます。

看護師の場合は、「保健師助産師看護師法」に基づき、厚生労働大臣が免許を与えます。医師以外の人がこの資格なしに看護の仕事をすることが認められていない「業務独占」の資格です。

資格には、国家資格のほかに、公的資格、民間資格があります。公的資格は、官庁などが認定した審査基準にのっとって財団法人や社団法人が認定するもの、民間資格は民間団体が任意に設定するものです。国家資格は、国が個人の専門知識や技能を認め、社会的地位を保証しているという意味で、もっとも信頼のおける資格です。

●保健師、助産師の資格についても知っておこう

法律の名前が示すとおり、保健師、助産師についても、この法律で規定されています。

保健師は、地域の保健所や企業の健康管理室、または病院の相談室などで、人々の病気の予防や健康管理にあたる専門職です。法律では、「厚生労働大臣の免許を受けて、保健師の名称を用いて、保健指導に従事することを業とする」とされています。

助産師は、出産をする女性と新生児を対象に、出産の援助のほか、母親学級、

業務独占

無資格者が業務を行うことが法律的に認められていないこと。医師や看護師、弁護士など。これに対し、無資格者でも業務を行うことはできるが、その名称を使用できない資格を「名称独占」資格という。

プリセプター

初めて臨床業務につく新人の教育係。経験3年ぐらいの看護師があたる。この制度をプリセプターシップといい、教育を受ける人だけでなくプリセプター自身の成長も期待できるため、多くの病院で取り入れている。

育児相談など、さまざまな保健指導を行う専門職です。法律には「厚生労働大臣の免許を受けて、助産又は妊婦、じよく〈褥〉婦若〈も〉しくは新生児の保健指導を行うことを業とする女子」と定められており、現在のところ取得できるのは女性に限られています。助産師には開業権が認められているので、独立して助産所を開業することができます。

助産師も、看護師と同じく、業務独占の国家資格です。

●保健室の先生は看護職のひとつ

なお、看護師の資格をベースに取得できるもうひとつの資格として、養護教諭があります。これは、学校の保健室の先生のこと。おもな仕事として、学校のスケジュールに沿って身体検査や季節に応じた健康指導を行ったり、学校で具合の悪くなった子どもの応急手当てをしたりするなど、児童・生徒の健康管理と保健指導にあたります。同じ教員資格ですが、ほかの学校の先生とはやや異なり、看護職の役割となります。

●資格取得後も学ぶべきことは多い

看護師の資格は、一度取得すれば一生有効です。更新も必要ありません。しかし、実際に看護の現場で働いていくには、資格取得後の勉強が必要になります。看護学自体が発展を続けている学問であり、新しい知識を学んでいかなくてはなりません。医学についても同様です。また、将来のキャリアアップを考え、専門分野のスペシャリストや師長などの管理職をめざすためにも、やはり勉強が必要です。

たとえば、病院の看護部門は、新人看護師からプリセプター、病棟内の主任・師長、看護部長（総師長）というように、職制がしかれていますが、多くの病院では、その各段階に応じて研修や試験が用意されています。新人コースから始まり、基礎コース、専攻コースなど段階的なプログラムを組んでいる病院や、特定分野の看護に精通するための専門教育を行っている病院があります。

また、詳しくは第4章でふれますが、キャリアアップのための研修としては、スペシャリストを養成する専門看護師や認定看護師の教育研修、管理職を養成する認定看護管理者の教育システムを日本看護協会が実施しています。

日本看護協会

看護師、保健師、助産師の有資格者による職能団体。看護職の生涯学習の支援、職業紹介、調査・研究活動、専門看護師・認定看護師の教育と認定といった活動を行っている。

第1章

4. 資格を取るには大学、短大、専門学校で学んでから国家試験

●看護師の養成校は3年課程

看護師の資格を取るには、その養成のための学校で3年以上学んでから国家試験を受けます。養成校は3年課程が基本で、入学するためには高校卒業の資格が必要です。養成校には、4年制大学、3年制の短期大学と専門学校（一部4年制もある）がありますが、看護師の国家試験合格率は例年90％前後。どの養成校を選んでも、カリキュラムをこなせれば合格の実力はつくはずです。

ただし、4年制大学と一部の4年制専門学校では、保健師や助産師の国家試験受験資格が得られるところもあります。また、より高度な看護を学ぶための大学院を設置する大学も増えています。看護職としての将来を考えた場合、どの養成校を選ぶかは、重要なポイントとなるでしょう。

●准看護師という制度もあるけれど

高校を卒業して養成校進学というルート以外にも、中学卒業以上で入学できる准看護学校や高校の衛生看護科で学んで准看護師になり、その後看護師をめざすというルートもあります。このルートは、年齢としては少し早く現場に出ることができますが、学ぶ年数はトータルでけっして短くありませんし、使うエネルギーは、同じかもっと大きくなります。

また、准看護師制度にはいろいろな問題があり、養成制度自体の存続が議論されています。詳しくは第5章でふれますが、これから看護職をめざす人には、あまりおすすめのルートとはいえません。

養成校の数と入学定員

（2011年4月）

種類	数	1学年定員
大学	200	16,059人
短期大学	27	2,130人
専門学校	512	25,364人
准看護師養成所	251	11,690人

注）准看護師養成所には高校衛生看護科を含む

（資料：『平成23年看護関係統計資料集』日本看護協会出版会）

Q【大学院で何を学ぶ？】

A 大学院は、自分で研究テーマを見つけ、解決していく場所。看護系大学院では、テーマも痛みのコントロールなど、臨床に基づいたものが多い。なお、看護系大学の卒業者のみを対象とする大学院も多いので注意。

●第１章

あなたにはある?
看護師になる資質

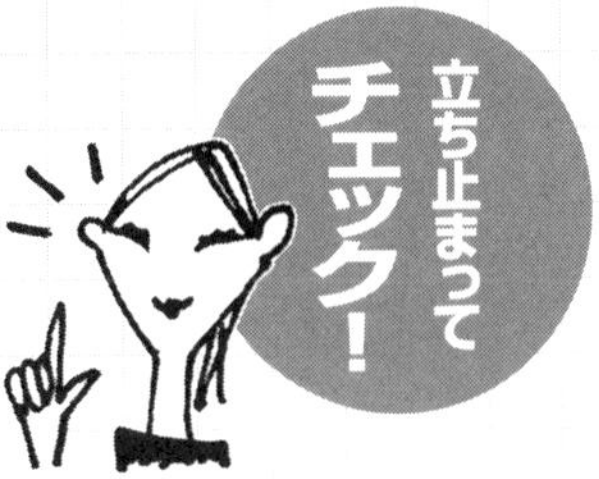

STEP 1　**次のうち、自分にあてはまるものに○をつけましょう。**

（　）主役を立てる脇役《わきやく》ってかっこいいと思う
（　）チームプレイが好き
（　）だれとでもすぐ仲良くなれる
（　）黙っているのは苦にならない
（　）どちらかといえば、きちょうめん
（　）人に説明したり、教えたりするのが好き
（　）入院経験あり
（　）健康には自信あり
（　）気持ちの切り替えはうまいほう
（　）がまん強いといわれる
（　）悲しい映画やドラマですぐ泣いてしまう
（　）困っている人をほうっておけない

STEP 2　**○の数を数えてみてください。**
あなたの「看護師」資質度は次のとおり。

12～10個： 看護師になるために生まれたようなあなた。ほかの職業についたらもったいない！
9～7個： 資質は十分、よい看護師になれるはず。養成校でさらに磨きをかけましょう。
6～4個： 向いてない、と自分で思い込んでいませんか？　意外と他人はそう見ないかも……。
3個以下： もう一度、第１章を読んでみましょう。

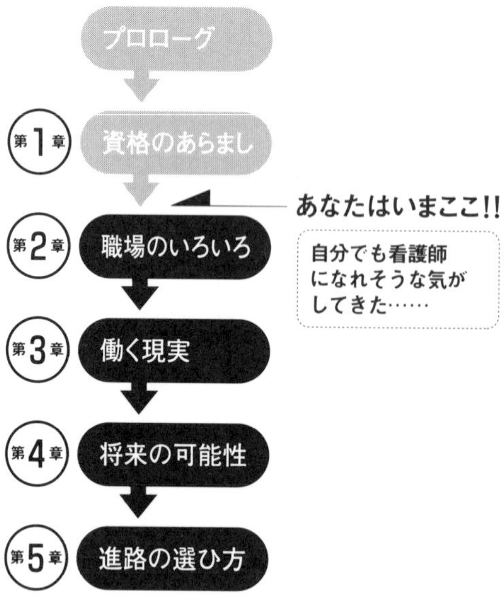
プロローグ
第1章 資格のあらまし
あなたはいまここ!!
自分でも看護師になれそうな気がしてきた……
第2章 職場のいろいろ
第3章 働く現実
第4章 将来の可能性
第5章 進路の選び方

第2章

活躍できる職場は医療、保健、福祉など幅広い分野に

看護師の職場は病院、もちろん間違いではありません。
現在でも大半の看護師が病院や診療所で働いています。
しかし、同じ医療施設に勤めていても、その内容はさまざまです。
また、訪問看護や社会福祉施設、学校や企業などへと
看護師の活躍の場はどんどん広がっているのです。
それぞれの分野での看護師の活躍ぶりを知っておきましょう。

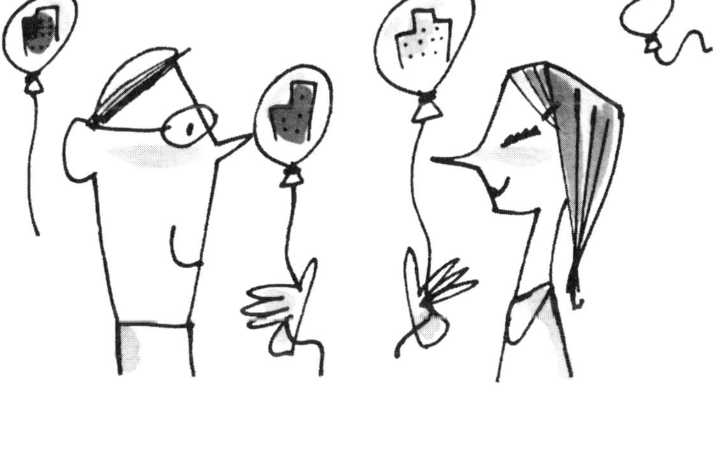

第2章

1.

多くは病院、診療所で働いています

●87.1%が病院、診療所に勤務

看護師として働いている人（准看護師含む）の総数は、2010年末現在で138万3652人と報告されています。このうち看護師は99万4639人、さらにこのなかの約5万人が男性です。男性はまだまだ少数ですが、就業者数全体の増加とともに、毎年確実に増えています。

さて、看護師の職場ですが、右ページの表を見ても明らかなように、病院が圧倒的に多く、99万4639人のうちの71万1987人、割合で見ると全体の71.6%となっています。2番目に多い診療所の15万4554人を加えると87.1%に上ります。ちなみに、2000年は90.0%、2005年は87.9%で、病院、診療所に勤めている看護師の割合は少しずつ低下の傾向にあります。一方、訪問看護ステーション（P.40参照）や社会福祉施設、介護老人保健施設などで働く人の割合が伸びていて、このことから看護師の職場が徐々に多様化してきていることがわかります。しかしながら依然として90%近いという高い数値ですから、看護師の職場としては病院、診療所がいまなお圧倒的多数です。

●病院とは20人以上が入院できる医療機関

病院と診療所の違いを知っていますか？　医療や看護の提供によって、病気やけがの治療をしたり、健康を保持増進するという目的はどちらも同じです。日常会話のなかでは特に使い分けられていないかもしれませんが、法律では、病院は「20人以上の患者を入院させるための施設を有するもの」、診療所は「患者を入院させるための施設を有しないもの、又は19人以下の患者を入院させるための施

男性看護師の就業者数

1992年に1万人を突破。2000年には2万2189人、2004年には3万1594人、2008年には4万4884人となり、年々増加している。

介護老人保健施設

（P.46参照）

設を有するもの」と定義しています。つまり、入院患者を受け入れる施設の規模の違いで、病院と診療所は分けられています。

また、診療所で開業医が１人あるいは少数の診療科目で運営している医療施設を、一般的に医院やクリニックともよんでいます。

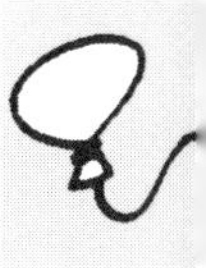

●診療所は地域医療を支える施設

多数の診療科目を持ち、たくさんの入院患者を受け入れる病院に比べて、診療所は診療科目が１つであったり、複数でも施設が小規模で入院施設を持たないところが多く、診療は外来が中心です。熱っぽいとか咳《せき》が止まらないなどの不調を感じたとき、地域の人たちが最初に訪れる身近な医療施設であり、住民の健康を守るかかりつけ医の役割を大きく担っています。看護師にとって、医師の診察の補助や患者さんのケアを行うことはもちろん、地域住民とのより密なコミュニケーションが求められる職場といえるでしょう。

●病院で働く看護師の仕事は部署により異なる

2010年現在、全国にある病院の数は8670施設となっています。開設しているのは国（厚生労働省、文部科学省、労働者健康福祉機構など）や公的医療機関（都道府県、市町村など）、社会保険関係団体、医療法人、個人などです。入院施設が20床の病院もあれば1000床以上のところもあり、規模もさまざまですが、100床以下の病院もまだ半数ぐらいあります。病院は、機能や設備などによって、特定機能病院（高度先進医療を行う設備を持っている）、地域医療支援病院（地域の中核となる病院）などに区分されています。また、病院、診療所の病床のうち、長期療養を要する患者のための病床として定めたものを療養病床といいます。

はじめに、看護師として働いている人の71.6%が病院に勤めていると紹介しました。しかし、ひとくちに病院といっても、診療科目は複数にわたり、どのような部署に所属するかにより、仕事は大きく異なっています。代表的な仕事場として、「外来」「病棟」「手術室」「ICU」における看護師の仕事に注目してみましょう。

・外来

体調を崩して初めて病院に来た人、通院を重ねている人、健康診断を受ける人など、病院には毎

看護師の施設別就業者数

（2010年末）

病院	711,987
診療所	154,554
介護老人保健施設	18,848
養成所・研究機関	13,547
保健所	1,012
市町村	6,986
訪問看護ステーション	27,218
社会福祉施設	11,916
その他	48,571

（資料：『平成23年看護関係統計資料集』日本看護協会出版会）

診療科目

内科、外科、小児科、皮膚科といったおなじみの科目のほか、病理診断科や臨床検査科といった科目もある。2008年の医療法改正により、臓器、疾患、診療方法の名称などと組み合わせた診療科名を標榜することが可能になっている。

日たくさんの人々が訪れます。かなり病状の悪い人もいますし、慣れない病院に来て立ち往生する人もいるでしょう。その人たちをまず迎えるのが外来の看護師。待合室のようすに気を配り、できるだけ待たせないよう、適切に応対しなければなりません。診療にあたっては患者さんの介助をし、注射などの医療処置をてきぱきとこなし、患者さんの状態に合った療養上の注意や薬の説明などをしていきます。

病院の外来には、内科、外科、精神科、産婦人科、小児科などいろいろな診療科目があり、仕事の内容はそれぞれによってさらに異なってきます。また、外来には重症の患者さんが運ばれてくることもありますから、どのようなケースに立ち会っても落ち着いて対応できる判断力も求められます。

・病棟

病棟は、チームを組んで２交代、あるいは３交代の24時間体制で、入院患者さん一人ひとりの看護にあたる仕事場です。１日の仕事の内容はおもに、病状の観察や医療処置、患者さんの日常生活を支える世話や手助け、医師や薬剤師、理学療法士などほかの専門職との連絡や調整、日々の看護の記録、申し送り、カンファレンス（チーム会議）などです。患者さんの不安や苦痛の解消につとめ、できるだけ早く回復できるように心身両面からサポートしていきます。

病院によって分け方は異なりますが、病棟には内科、外科、小児科、精神科、産科などがあり、所属する科や受け持つ患者さんの状態によって求められる看護の中身は違います。症状の観察、医療処置や療養上の世話、心身両面でのサポートなどはどの病棟においても基本となりますが、たとえば、慢性の病気を抱えていて入院が長引く患者さんの多い内科病棟では、病気の改善や治癒に向けて、入院中に患者さんのそれまでの生活習慣を変えてもらったり、退院後にもそれが維持できるように指導していくことも大切な仕事です。小児科病棟では、病気やけがの状態でも子どもたちの発育や遊びができるだけ保障されるよう環境を整えます。妊娠・出産を扱う産科病棟ではどうでしょう。生命の誕生は喜ばしいことですが、ときには切迫早産や、合併症などによりリスクがともなう出産もあります。また、障害をもって生まれてくる赤ちゃんもいます。そのようなときは、特にき

理学療法士

リハビリテーションの専門職。運動療法や物理療法などにより、おもに運動機能の回復をめざす。PT（Physical Therapist）ともよぶ。

看護の記録

患者の体温や排泄の量など、症状に応じた細かな観察記録。

申し送り

勤務交代時に、担当患者の状態を交代する看護師に連絡すること。

め細やかなケアが大切になります。

・手術室

病院には手術室専門の看護師もいます。手術を受ける患者さんの世話をするとともに、手術を行うチームの一員としてメスなどを医師に渡す直接的な介助と、手術室の機器の準備や環境に気を配る間接的な介助を担います。

手術の内容によって担当の看護師を分けている病院もあれば、特に分けていない病院もあり、多少の違いはありますが、機器や道具類の正確な扱いをはじめ、緊急事態にも冷静に対応できる判断力や的確な動作が求められます。また、担当する患者さんを手術前に訪ねて質問に答えたり、手術室のようすを話したりして、患者さんの不安を取り除く大事な役割も果たします。

・ICU（集中治療室）

ICUは、救急治療で処置が一段落した重症の患者さんや、手術後も生命に危険のある患者さんを集中的に治療する場所です。24時間体制で状態を観察し、急変にも迅速に対応できる準備を整えておきます。1分1秒の遅れが命にかかわるので、確かな知識や技術、また常に緊張を強いられる仕事場です。

病棟と違い、患者さんと会話を交わすといった交流はほとんどありません。しかし、目や唇などのわずかな動きに患者さんの訴えを感じ取るなど、変化をとらえられる心のこもったケアが必要とされています。

病院のいろいろ

（2010年10月1日現在）

●施設の種類別施設数

種類	数	構成割合(%)
病院	8,670	100.0
精神科病院	1,082	12.5
結核療養所	1	0.0
一般病院	7,587	87.5
(療養病床を有する病院	3,964	45.7)
一般診療所	99,824	100.0
有床	10,620	10.6
(療養病床を有する一般診療所	1,485	1.5)
無床	89,204	89.4

●開設者別施設数割合（単位：%）

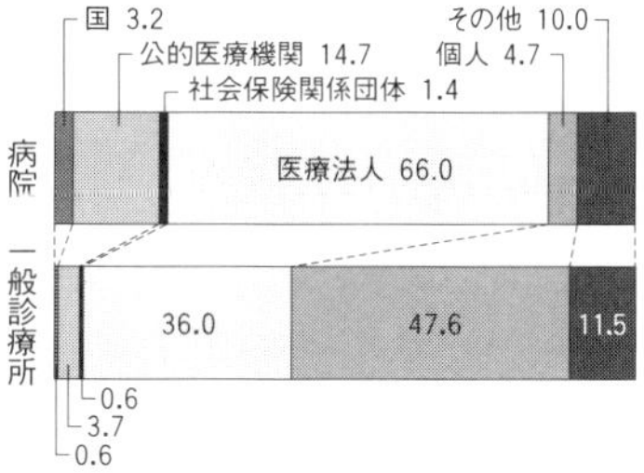

●病床規模別施設数割合（単位：%）

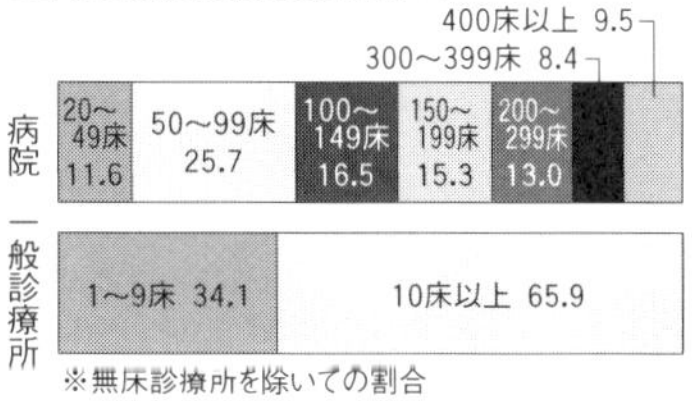

※無床診療所を除いての割合

（資料：厚生労働省「医療施設調査」）

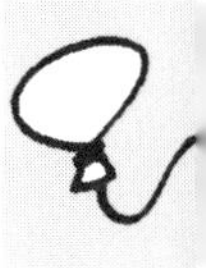

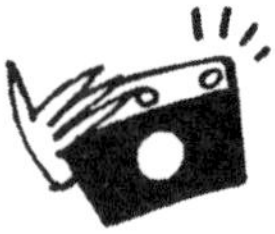

ルポ❶

取材先◎聖路加国際病院
しごと◎放射線科勤務の看護師

多忙な医療現場の業務が、円滑に進むように管理。患者さんと各種専門家の橋渡し役に

すばやい判断と臨機応変の対応で、密なスケジュールを円滑進行

東京・築地に広大な敷地をかまえる聖路加国際病院。100年以上の歴史を誇り、都内でも人気が高い大規模総合病院である。38ある診療科のうち、今回は「放射線科」を訪問した。

放射線科は、放射線を用いた診断や治療を手がける部門。同病院では、X線単純検査、CT（コンピュータ断層撮影）、MRI（核磁気共鳴画像法）、エコー、各種造影検査など、放射線科で扱われるすべての画像を対象に読影診断を行っており、胸部、乳腺、脳神経、腹部、小児、骨関節など、領域ごとに診断の専門家がそろっている。ここで年間に行われる画像診断は、X線単純検査８万2000件以上、CT約２万6000件、MRI約１万4000件、その他で約２万5000件に上る（いずれも2010年度データ）。

同科の看護師の一人、福永雅子さんの１日のおもな動きを追った。日によって業務内容やスケジュールが異なるが、この日の午前中に勤務するのは検査室だ。部屋を囲むようにいくつものガラス窓があり、その向こうの各小部屋ではMRI装置やCTで患者さんを撮影中。診療放射線技師たちが、モニターに映し出された画像を見つめながら考え込んだり、意見を交わしたりしている。

福永さんが向き合うのは、スケジュールを管理するPC画面。そこには、今日の検査予定がびっしりと並ぶ。予約時間と氏名の横には、診療科、検査部位、ペー

財団法人　聖路加国際病院●DATA

東京都中央区。1902年、外国人居留地の病院を宣教医師が買い取って開設。その後、現在地に移転。病床数520床、１日平均の外来患者数は約2500人。入院数年間約17万人。手術件数は年間8000件以上（2010年度）。医師300人、看護師700人。放射線科は医師30人、診療放射線技師50人、看護師15人。

スメーカーやアレルギーの有無などの注意点、「着替中」といった進捗状況が表示されている。病棟からの連絡メールを確認、返信していると、ふいに電話が鳴った。救急部からの検査の依頼だ。スケジュールにすばやく目を通して空き時間を確認すると、「では、○時からで」と回答。電話を切ってすぐ、スケジュールシートに「○○さん」の行を挿入する。患者さんのデータはオンラインで、各部門と共有されている。依頼元の部門からは、その患者さんの情報として「頭重。脳出血の疑い。高血圧」などのコメントが書き込まれた。

●追いかけた人

福永雅子《ふくながまさこ》さん／1985年三重県生まれ。2008年三重大学医学部看護学科卒後、現在の職場へ。10年ACLS（アメリカ心臓協会認定の二次救命処置資格）、11年IVR認定看護師資格も取得。

「事前に予約を受けた検査が中心ですが、当日外来の患者さんで緊急度が高い場合など、突発的なオーダーが入ることもあります。医師や技師とも相談し、すぐに受け入れるか、まず予約を優先するか、緊急度合を見きわめて判断します」

急な検査が入れば、前後の調整も必要になる。検査部位、方法、所要時間などを確認し、現場の混乱や患者さんの不満を招かないよう、やりくりをする。

「本当にこれでいいのか」をチェックし、トラブルを防ぐ

多忙を極める医療現場においては、患者さんについてのささいな情報が見逃され、それが深刻な結果につながる危険性もある。それを防ぐのは、看護師の「目配り」「気配り」だ。これから検査に入る患者さんの情報をチェックしていた福永さん、何か思いついたように医師のもとに行き、相談を持ちかけた。使用する予定の薬剤の種類について、確認を取っているようだ。画像診断の際には、目的の部位と周辺組織にコントラストをつけて撮影するために「造影剤」とよばれる医薬品を投与する。しかし、その人の症状や体質によっては、副作用などの悪影響を及ぼす場合もある。看護師が患者さんの情報を把握し、医師や技師に提供することで、リスクの回避につながるのだ。「本当にこれでいいのか」——常に疑問を持つ姿勢が、医師や技師のサポート役として必要なのかもしれない。

「医師と技師では視点が異な

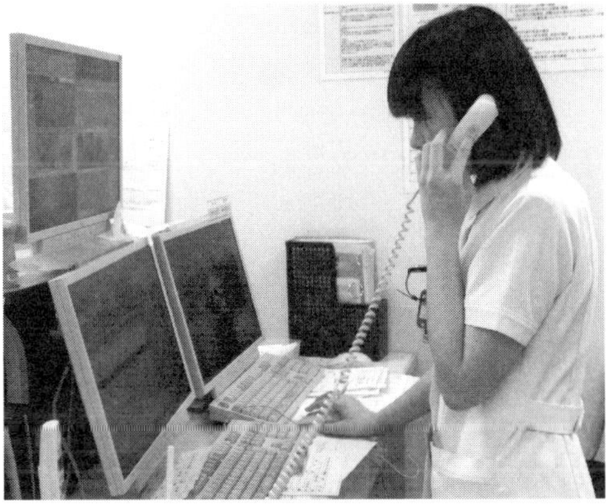

急な検査の依頼にも、臨機応変に対応

る部分もある。複数の専門家の間で調整役をつとめることも、看護師の大切な役割だと思います。看護師になりたてのころは、自分の仕事しか見えていなくて、実をいうと他のスタッフとやりとりするのは苦手でした。けれど、経験を積むにつれて自然にできるようになりましたね」

動揺し、不安を抱える患者さんの気持ちに寄り添う

検査に訪れた患者さんを出迎え、準備を整えるのも看護師の仕事だ。2002年の「厚生労働省医政局長通知」を受け、看護師が医師の指示のもと、造影剤の注射を行えるようになった。同病院では他にさきがけて、2004年から看護師の造影剤の知識向上をはかり、院内の独自資格を取得した看護師による造影剤注射を開始した。福永さんも、その資格を持っている。

準備をしながら、福永さんは検査の流れをていねいに説明。「気分が悪くなったら、ブザーで知らせてくださいね」「うつ伏せで行うのでちょっと苦しいですが、がんばってください」などと、優しく声をかける。

治療中の入院患者さんとは異なり、初めて検査を受けにくる人は、自分の体に何が起きているのかまだわかっていない状態。病気を受け止め、病気と向き合う覚悟を決めるに至っていない。当然ながら動揺や不安を抱えている。

「『何も聞かないで、話しかけないで』という雰囲気を出している人もいれば、不安な気持ちをまぎらわせたくて、看護師との雑談を望む人もいます。その方の表情を見ていまの心情をくみ取り、それに合わせた対応を心がけています」

速いサイクルで患者さんを受け入れ、送り出すなか、福永さんが気をつけているのは「機械的に処理されている」という印象を相手に与えないことだ。

「特に高齢の方には、ゆったりとした動作、口調で対応します。患者さんから見えないところではバタバタと急いでいますけど（笑）。病棟とは異なり、ここでは一人の患者さんに接するのは5～10分程度。それでも、私と接することで、こわばっていた患者さんの表情がやわらぎ、笑顔が見られるとうれしいですね」

医師の動き、その場の状況を観察し、先を読んで行動

放射線科では画像診断のみでなく、画像診断を用いての治療（IVR）も行う。圧迫骨折でつぶれた椎骨《ついこつ》をセメントで整復する経皮的椎体形成術、緊急時の血管

ある日の福永さん（遅番の場合）

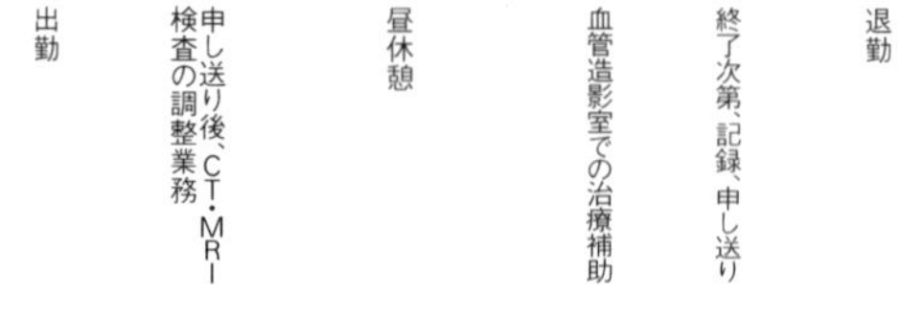

止血、皮膚を経由しての組織採取や膿瘍《のうよう》の吸引など、その分野は多岐にわたる。

福永さんの今日の午後の仕事は、「血管造影室」で医師が行う手技のサポート。患者さんの腕の血管から入れたカテーテルを、画像を見ながら問題のある部位まで通し、血管の詰まりを解消して薬剤を通りやすくするのだという。

手技に集中する医師のそばに立ち、経過を記録する福永さん。途中、棚から医療用具を持ってきて医師に手渡す場面が何度かあった。医師が受け取り、次の手技に移るのに、時間のロスはほとんど発生していないようだ。長いときは3～4時間に及ぶこともある治療。どのタイミングで何が必要となるのか、あらかじめシミュレーションをしたうえで臨む。医師の動きを観察し、スムーズに運ぶように、先を読んで行動を起こすのだ。

そして、治療現場において、看護師は患者さんと医師の橋渡し役となる。医師が「患部」に集中している間、患者さんに意識がある場合は、その「表情」を見守る。「痛いですか？」「気分が悪いですか？」。患者さんに向かって声をかけることで、そのストレスをやわらげると同時に、患者さんの状態をそれとなく医師に伝えるという。

また、医師に直接言いにくいこと、聞きにくいことを、看護師に話す患者さんもいる。医師の前では緊張したり萎縮してしまう人でも、看護師に対しては肩の力を抜き、安心して胸のうちを明かせるようだ。「○○さん、こういうことを気にかけていました。次回、それについて説明してあげてください」。患者さんの本音を医師に伝達することで、医師も適切な対応が取れるようになる。

子どものころに入院し、さびしくて心細いときに看護師がそばにいてくれたのがうれしかったという福永さん。そんな存在になるという目標を実現したが、「まだまだ勉強が必要」と話す。「以前、緊急度の高い患者さんに対し、すぐに動けず、先輩に任せるしかできなかったのが悔しくて。瞬時に正しい判断をするためには、やはり幅広い知識を備えなければなりません。院内研修だけでなく、独自にも勉強を続けていきます」

（取材は2012年６月）

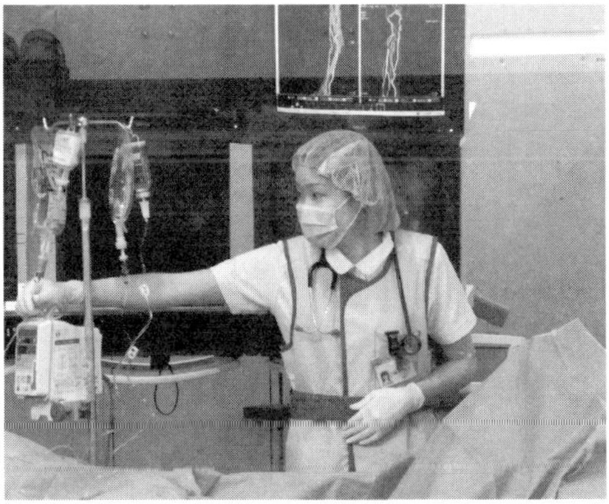

手技の間は、常に先を
読んだ行動を心がける

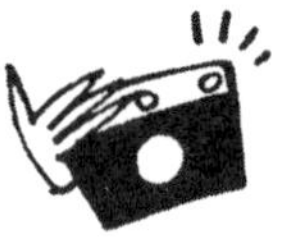

ルポ❷

取材先◎聖路加国際病院
しごと◎緩和ケア病棟勤務の看護師

患者さんの個性や価値観を最大限に尊重。充実した時間を過ごせるように

一人ひとりの人生背景をふまえたケアを

東京・築地に位置し、トップクラスの知名度と信頼を得ている聖路加国際病院。本館1階のエントランスをくぐると、数十の診療科の受付がならび、ロビーにはカフェも併設されている。多くの人でにぎわっているが、エレベーターで10階フロアに上がると、空気は一変した。暖色の照明が低く落とされた廊下には、いくつもの絵画が飾られ、高級ホテルの廊下を思わせる。スタッフや見舞客が行き交っているが、その足音は敷き詰められたカーペットに吸収される。時折、ソフトなメロディのナースコールが響く以外は、フロアは静けさを保っている。

ここは緩和ケア病棟（ホスピス）。おもに、がんそのものを治すことがむずかしい状況の患者さんを受け入れる。治療や延命措置は基本的に行わず、身体的・精神的苦痛を緩和し、自分らしい日々を過ごせるよう支援する「ターミナルケア（終末期のケア）」の病棟だ。患者さんの平均在院日数は26.5日（2011年度）。症状が安定したら在宅医療に移る人もいるが、ここで最期を迎える人も多い。

フロアの中央には受付とナースステーション。その周りを囲むように、24の病室と、談話室、面談室、音楽療法室、患者・家族用キッチンなどがならぶ。この日追いかけるのは、勤務4年目の菊池文さん。業務は1日通して、ラウンド（病棟巡回）によるケアが中心。バイタルサイン（心拍数・血圧・体温など）の測定、身体状態のチェック、配薬、全身清拭《せいしき》などだ。末期段階ではいつ容体が急変して

財団法人　聖路加国際病院●DATA

東京都中央区。1902年開設。病床数520床、1日平均の外来患者数は約2500人。入院数年間約17万人。手術件数は年間8000件以上（2010年度）。医師300人、看護師700人。緩和ケア科の病棟は病床数24床、医師5人、看護師22人。外来も行っており、一般病棟にも緩和ケアチームがラウンドしている。

もおかしくないため、あいだを２時間以上あけることなく、病室を訪れる。

ラウンドでは、ワゴンに処置用具を積んで移動。ノートパソコンで患者さんの情報を逐一確認する。院内感染を防ぐため、入室前後に必ず消毒液を手指にすり込むのは、無意識のうちの習慣になっている。

●追いかけた人

菊池《きくち》　文《あや》さん／1985年奈良県生まれ。2009年聖路加看護大学卒業、看護師および保健師資格取得。看護師になると決意した学生時代から緩和ケア病棟勤務を志望。卒業してすぐに入職した。

菊池さんの担当患者さんの一人、50代の女性・Ｉさん。入室すると、ぼんやりと空《くう》を見つめていた。顔を近づけて、「私の声、聞こえますか？　顔、見えますか？」と話しかける菊池さん。かすかにうなずくのを確認すると、バイタルチェックに入る。「お熱はかりますね……あ、音楽かけましょうか」。ＣＤラジカセのスイッチを押すと、クラシック音楽が流れた。Ｉさんは元・ピアノの先生。まだ力が残っていた数週間前までは、音楽療法室でピアノを弾いて楽しんだという。

「その人が歩んできた人生を、常に想像しています。どんな価値観を持っているのか。その人をいやし、元気づけるものは何なのか。その人の背景にあるものを理解して接することが大切だと思っています」

外部ボランティアと連携し、ケアの質を高める

菊池さんがベッドを離れようとすると、Ｉさんが不安そうなまなざしを送る。菊池さんは優しく手をにぎり、「すぐに戻りますね」と声をかけ、病室をあとにした。Ｉさんは最近、一人でいることへの恐怖感が強くなっているという。本当はそばについていてあげたいが、ほかの患者さんも待っている。容体が安定している人に対し、過剰に時間を割くわけにはいかない。葛藤を感じるところだ。

しかし、そんな場面をフォローしてくれる存在がある。Ｉさんの病室を出ると、ピンクのエプロン姿の女性が廊下を歩いていた。菊池さんが声をかける。

「すみません、Ｉさんのそばに少しついていてもらえますか？」

彼女はボランティアスタッフの一人。日常生活のお手伝いをするほか、患者さんを散歩に連れ出したり、いっしょ

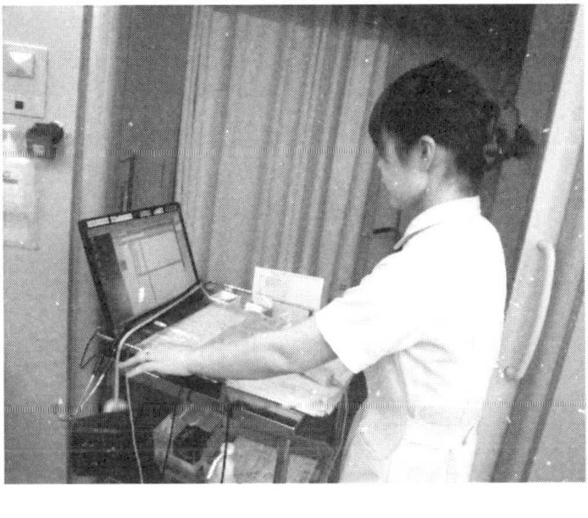

使用する薬など、ミスがないようにチェック

にティータイムを過ごしたりと、医療面以外のサポートをしてくれる。ほかにも、じっくりと話を聴く「傾聴ボランティア」、患者さんにメイクを施しドレスアップした姿を写真に収める「撮影ボランティア」など、さまざまな専門スキルを生かしたボランティアが病棟を訪れる。患者さんとその家族のようすを観察するなかで、「いま、こんなサポートを必要としている」「こんなイベントを喜ぶのでは」と判断すると、ボランティアスタッフに依頼をするという。そのほか、音楽療法士による演奏会も日常的に行われている。

「残された時間が少しでも充実したものになるように、いろいろな人を巻き込んで、協力していただくんです」

不安や希望……患者さんの揺れ動く感情を受け止める

いったんナースステーションに戻ると、医師3人と看護師2人が神妙な顔で議論している。入院中の男性とその妻が、容体が安定していない状態にもかかわらず、自宅に帰りたいと申し出ているらしい。「今、とても気が立っていらっしゃいます。どんどん弱っていく自分自身に対して怒っているような感じ……」「奥さんは、私が自宅でケアできると言うけれど、できるんだと無理に思い込もうとしているような気がする」「痰《たん》の吸引ができないリスクを理解されているのかな」。

人生の終わりへと近づくなか、人には複雑な感情がわき上がる。あきらめ、不安、悲しみ、怒り、希望……。この病棟では、残された時間をどう過ごすか、患者さんと家族の意向が最優先される。しかし、本人の希望をかなえることが、身体にダメージを与え、危険を招くこともある。どうするのが最善か、正しい答えはない。医師も看護師も判断に悩む場面だ。また、患者さんが自分自身の「最期の迎え方」について意志を固めていたはずが、心境が変わることもあるようだ。

「建て前と本音が異なることもあります。意識がなくなったら何もしなくていい、とおっしゃっていても、本音では手を尽くしてほしいという希望をお持ちだったり。患者さん本人の意思と、ご家族の希望が異なることも少なくありません」

ときには、気持ちが高ぶった患者さんやご家族から、理不尽に感情をぶつけられることもあるだろう。「どう対応するのか」と尋ねてみた。

「その考えを否定したり、訂正しようなどと思わない。その考えに至った背景、

ある日の菊池さん

7:45	8:15	9:00	11:30	11:45	12:30	13:30	14:00	15:30	16:00	17:00
出勤	申し送りを受ける	ラウンド（あいさつ、配薬、ケア、処置）	インチャージ（現場責任者）に申し送り	昼休憩	ラウンド（配薬）	病棟カンファレンス	ラウンド（ケア）	申し送り	最終ラウンド	記録後、退勤

経緯を考え、受け入れます。そのうえで、異なる角度からの考え方もお伝えし、納得感につながるような方法をご提案します」

本人にとっても家族にとっても「後悔を残さない選択」を支援

菊池さんが担当として看取る患者さんは、年間20人ほど。その場面で、重大な責任を感じる役割がある。「どのタイミングで家族を呼ぶか」の決断だ。たまに回診する医師ではなく、常に状態を見守り続け、小さな変化にも気づける看護師に、その判断がゆだねられる。

家族が到着したときには意識がなく、そのまま息を引き取るケースも当然ある。呼びかけに反応しない患者さんを見守るしかできない家族に、菊池さんは一言、「ここ、脈が動いているの、見えますか？」と声をかけたことがある。その家族からはあとで「あれを見たから……生きていることが伝わってきたから、最期まで見届けることができた」と言われた。「救われました」の言葉がいまも耳に残る。

「短い時間、小さな一言であっても、『人とのかかわり』の大切さを感じることができる。心が折れそうなときもありますが、それが仕事を続ける支えです」

昨年結婚した菊池さん。自身が新たな家族の絆を得たことで、がん患者さんとその家族に対しても、より深い共感と洞察をもって看護に向かえるようになったという。そもそも菊池さんが看護師をめざしたのは、同病院理事長である日野原《ひのはら》重明《しげあき》先生の著書『生きかた上手』を読んだのがきっかけだった。患者さんの話をよく聴き、さびしいときに手をにぎり、安心させられる看護師になりたい。そう願い、緩和ケア病棟を志望した。自分が患者さんの手をさすると、その表情はおだやかになる。本で感銘を受けたとおり、「人の手が持つ力」を実感しているという。しかし、それだけでは足りないことにも気づいている。

「もっともっと、幅広い知識が必要です。さまざまな終末期の過ごし方、それをサポートする制度や方法……知識をつければ、それだけ多くの選択肢を提案できる。より納得感と充実感が高い時間を過ごし、おだやかな最期を迎えていただけると思うんです」　(取材は2012年６月)

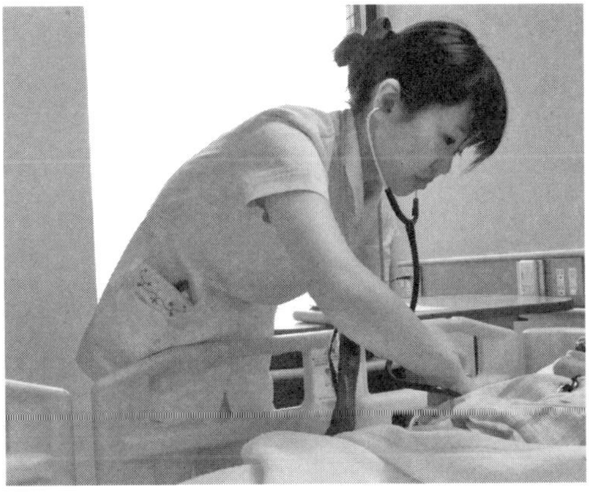

手をにぎると、患者さんの表情がやわらぐ

第2章

2.

訪問してケアする形態もあります

●訪問看護ステーションは全国に約6500か所以上

自宅で療養している人や高齢になって体の自由が利かなくなった人などのところへ看護師が出向いて療養上の世話や医療的なケアを行うことを、訪問看護といいます。1992年に老人訪問看護制度がスタートして、全国に訪問看護ステーションが開設されるようになり、その数は1000、2000、3000……と増え続けて、2012年４月現在で6502か所（届出数）に達しています。高齢化が進むなか、訪問看護の役割はますます重要となり、この分野における看護師のさらなる活躍が期待されているところです。

●ある程度の経験を積んでから訪問看護の仕事に

訪問看護は介護保険や健康保険で利用できるため、高齢者に限らず、年齢も症状もさまざまな人が対象になります。看護活動は利用者のかかりつけ医との連携のもとに行いますが、訪問先には看護師が１人で行くケースがほとんど。つまり、１人で対応できる看護知識や技術、的確な判断力が求められます。

仕事の内容が幅広くあることも特徴です。利用者の状態によって異なりますが、訪問時には、健康チェック（血圧や体温の測定など）、病状の観察とアドバイス、かかりつけ医の指示による処置、体を清潔にする清拭《せいしき》、入浴や排泄《はいせつ》のケア、褥瘡《じょくそう》（床ずれ）の予防や手当て、リハビリテーションの指導、医療器具の管理、日常生活動作の訓練、アドバイスなどを行います。さらに、自宅で安心して暮らせるように日常生活や心の状態にも気を配り、家族ともコミュニケーションをとって相談に応じ、介護の疲れをいやすことも訪問看護師の大事な仕事です。

Q【訪問看護はだれでも受けられるの?】

A 制度のスタート時は、寝たきりなどの老人のみのものだったが、いまでは、難病・重度障害者、末期がん、精神疾患、病気をもつ妊産婦、乳幼児などまで対象が広がってきている。

訪問看護を仕事にしたいと望む人は少なくありませんが、従事者が４～５人という小規模の事業所が多く、新人を教育する体制があまり確立されていないため、看護師の資格を取得してすぐに訪問看護師になるのはむずかしいといえます。現状では、病院や診療所に就職して臨床経験を積み、それから訪問看護の道へ進む人がほとんどです。

●訪問看護を行っている病院もある

訪問看護の職場としては、訪問看護ステーション、病院や診療所の訪問看護部門、民間企業が行う訪問看護サービスの会社などがあります。病院や診療所の訪問看護は、退院後の患者さんや往診を受けている人などの自宅に看護師が出向いて看護を行います。仕事の内容は訪問看護ステーションと同様です。

訪問看護ステーションや民間企業などによる訪問看護サービスの会社では、24時間体制で訪問看護を受け付けているところもあります。また、常勤のほかに非常勤で看護師を雇用しているところも多く、働く環境はそれぞれの事業所によって多少異なります。

●訪問看護の事業所は看護師が管理者に

訪問看護ステーションは、看護師が開設することができます。現在6500か所にもなったステーションですが、在宅看護の必要性を感じ、10数年前に訪問看護を行う組織を立ち上げた看護師もいます。その後も、病院などから独立して看護師の資格とキャリアを生かし、自らが中心となって訪問看護活動を始める看護師が続いています。

現在のところ、ステーションの開設者は医療法人や社会福祉法人が多いのですが、看護師が法人を組織するなど独立して開業できる新しい道として注目されている働き方です。

開業するためには看護の知識や技術に加えて、資金や事業を運営していく経営者としての能力も必要です。けっしてたやすいことではありませんが、夢を持って、地域のニーズに応えるステーションをめざしてがんばっています。

訪問看護サービスのしくみ

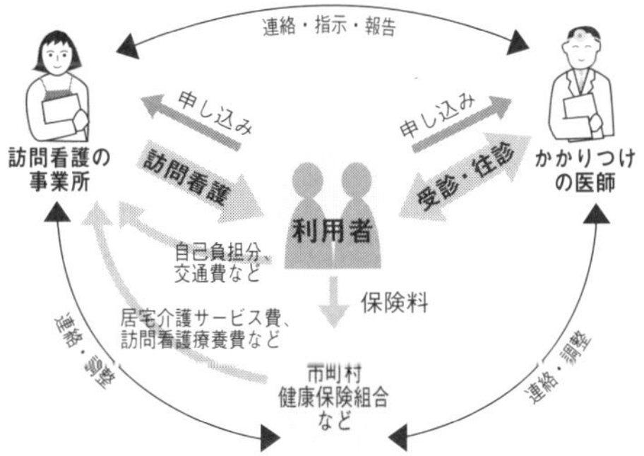

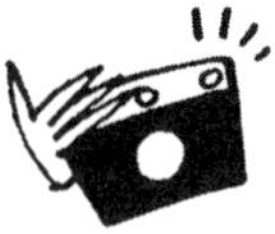

ルポ❸

取材先◎白十字訪問看護ステーション
しごと◎訪問看護師

「住み慣れた家で暮らしたい」そんな願いに応え、在宅療養をサポート

リラックスできる自宅で、不安なく暮らせるように

東京都新宿区。JR市ヶ谷駅から徒歩10分ほど、大通りに面した９階建てマンションの２階に白十字《はくじゅうじ》訪問看護ステーションがある。

朝９時、同ステーションの看護師・中尾真裕子さんが訪問活動を開始。カットソーにジーンズというラフなスタイルで、ケア用具を積んだ自転車にまたがり、さっそうと出発する。郊外や地方で活動する訪問看護師の多くは車を使うが、都心部では駐車スペースの確保がむずかしいため、自転車での移動が基本だ。５～20分程度圏内の家庭を、１日あたり４～５軒訪問する。

この日の午前に訪問したのは小林《こばやし》綾子《あやこ》さん（91歳）。３年前に脳梗塞《こうそく》を患い、左半身麻痺《まひ》となった。退院後、介護保険制度に基づき、週１回の訪問看護サービス、週２回のデイケアサービス、週５回の訪問介護サービスを利用している。中尾さんは、サービスを利用し始めた当時からの担当だ。

「おはようございまーす」。手を振りながらリビングに入ると、車いすに座っていた綾子さんが待ちかねたとばかりの笑顔を見せ、手を振り返す。

まずは、体温や血圧などのバイタルチェックをてきぱきとすませると、聴診器を取り出しておなかに当てる。「うん、よく動いていますね」。盲腸手術の経験がある綾子さんは腸の調子を崩しやすいため、特に注意して観察するという。かたわらでは、実の娘である由子《ゆうこ》さんが安心した表情で見守る。

株式会社ケアーズ 白十字訪問看護ステーション●DATA

東京都新宿区。1980年、市ヶ谷の医師が始めたライフケアシステムによる在宅ケアの精神を受け継ぎ、92年に医療法人として発足。2001年有限会社、06年株式会社へ移行。看護師16人、ケアマネジャー２人、理学療法士１人、作業療法士１人、事務職２人。訪問してサポートを行う利用者数は約170人。

次は、楽しみにしていたお風呂の時間。中尾さんは、すばやくハーフパンツに着替えると、由子さんの手を借りて綾子さんの着衣を脱がせ、バスルームへ移動。浴槽での洗髪・洗身は１人で行う。

●追いかけた人

中尾《なかお》真裕子《まゆこ》さん／1977年千葉県生まれ。2000年聖路加看護大学卒、看護師および保健師資格取得。大学病院、高齢者医療センター、認知症介護研究センターなどを経て09年より現職。

由子さんによると、退院して在宅介護に移るとき、自宅のお風呂を見た理学療法士から「浴槽が深くて無理だろう」と言われたという。あきらめかけていたが、同ステーションに相談したところ、すのこを特注するなどの方法が提案され、自宅での入浴を実現することができた。「やっぱり家のお風呂がいいですよ。自分のペースで入れるし、芯からリラックスできて。いつも本当に楽しみにしているんですよ」と由子さんはうなずく。

専門家の視点で、家族が気づかないケアの問題を改善

お風呂を満喫し、ご機嫌上々の綾子さん。服を着て車いすに落ち着くと、手を上げてひらひらと振り、踊っている。もともとダンスが好きなのだそうだ。中尾さんは、後片付けと次の準備をしながら、「それはいい運動になりますね。ときどきは足も動かしてくださいね」「髪を乾かしましょう。今日は由紀さおり風にしましょうか（笑）」「あの豆菓子屋さん、東京スカイツリータウンのソラマチにも出ていましたよ」などと雑談を振る。その人が好きなこと、興味があることを話題にすることで笑顔を引き出し、楽しい時間を過ごせるようにしている。

世間話をして笑いながらも、中尾さんは綾子さんの身体状況を逐一観察している。「背中とお尻のあせも、赤味が消えてよくなっていますね。いま、オムツはどんな当て方をしていますか？　お布団はどんな素材のものを使っていますか？」症状に変化が見えたら、それに対処するだけでなく、原因も探る。病棟に入院しているのとは異なり、世話をする家族は「看護・介護のプロ」ではなく、生活用品も医療面で適したものが使われているとは限らない。食生活に問題があるケースもある。そのため、家族が行って

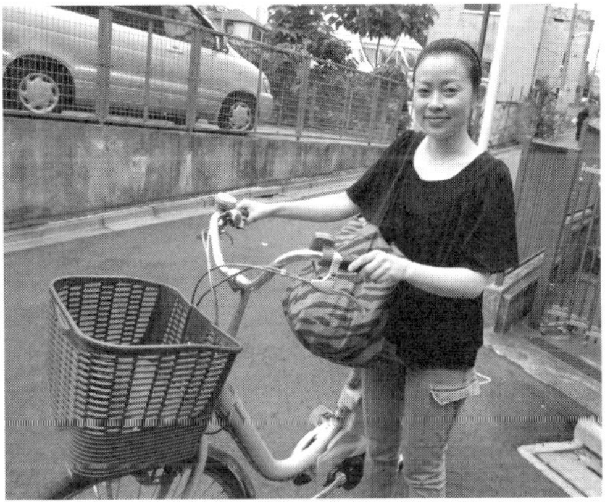

１軒の滞在時間は20分から長いときで２時間

いるケア方法も把握するようにする。
中尾さんの話をうなずきながら聞き、質問に答える由子さん、「ずっといっしょにいる家族にはわからないような、小さな変化に気づいてくださるから助かります。ドクターの訪問も月２回ほど受けますが、正直言うとドクターより中尾さんを頼りにしているんです」と笑う。

病気を予防するために、生活環境や生活習慣をアドバイス

中尾さんが病棟勤務から訪問看護分野に移ったのは、回復して退院後、すぐに再入院してくる患者さんが多いことが気になったのがきっかけだった。「病院に戻らずにすむよう、在宅療養をサポートしたい」、そう考えたのだ。
この日の小林さん宅では、室内の温度が上がり過ぎているのに気づき、エアコンをつけるようにアドバイスした。「昨日から熱中症が発生しています。水分はどのくらいとっていますか？」「食中毒も起こりやすい時期ですね。先日も、コンビニで買ったおにぎりを常温で置いておいて、翌日食べて下痢をした方が……」。具体例もあげつつ注意を促し、体調の悪化や病気の発症を未然に防ぐ。
テーブルでお茶を飲みながら話す間にも、綾子さんは中尾さんの手を引き寄せ、頬ずりする。かわいい「孫」のようであり、おしゃべりを楽しむ「友人」でもあり、なにより「頼りがいのある存在」……綾子さんが中尾さんを見つめる目には、そんな愛情と信頼がこもっていた。
訪問から１時間後、予定のケアを終えて部屋を出る。
「ありがとうございましたね」「ありがたいわね」。ほんの１時間の滞在の間に、綾子さんと由子さんの口から発せられた「ありがとう」は、少なくとも10回は超えていた。自分の訪問が歓迎され、感謝してもらえる。このワークスタイルで、喜びとやりがいを感じるところといえそうだ。
「病棟勤務のころは分刻みで病室を渡り歩き、あわただしかったけれど、いまは時間をかけて、その方だけにじっくりと集中して接することができる。それがうれしいですね。綾子さんは、人に対して素直に向き合い、感謝の心を忘れないすばらしい方。私のほうこそ綾子さんから元気をいただいているんです。綾子さんだけでなく、患者さんやご家族は豊かな経験を持つ人生の先輩です。お給料をい

ある日の中尾さん

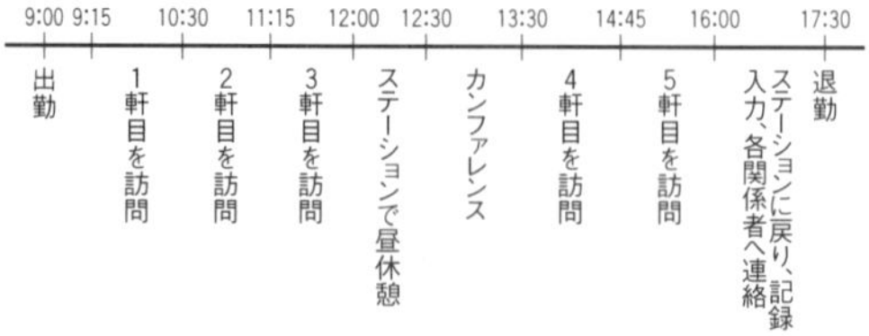

ただきながら、人生勉強をさせていただいているように思います」

さまざまな専門家と連携し、個々の家庭環境をふまえたサポートを

小林さん宅では、終始なごやかな雰囲気のなかでケアを行った。しかし、すべての家庭でスムーズに運ぶとは限らない。家族の協力を得にくいこともある。

綾子さんの場合、同居家族は86歳の夫と２人の実娘。ふだんは長女の利子《としこ》さんが食事などの世話を中心的に担っているが、次女である由子さんの仕事が休みの日にはバトンタッチ。利子さんは外へ遊びに出かけてリフレッシュするという。だれか１人に過度の負担がかかることなく、家族が協力し合えている理想的なケースだと、中尾さんは言う。一方、独居の高齢者や、２人暮らしの高齢者夫婦など、サポート体制が十分ではない家庭や、家族の役割分担にひずみが生じている家庭も少なくない。

患者さんその人の病状や身体状態は同じでも、家族形態や家族の状況により、サポートを行うべき点、注意すべき点が異なる。問題を一つひとつ解決し、その人にとって最適なケア環境を整える――そこが、病棟看護師にはない訪問看護師の苦労であり、腕の見せどころでもある。

当然ながら、居宅サービス計画（ケアプラン）を立てるケアマネジャー（介護支援専門員）と話し合う機会も多い。ケアマネジャーのバックグラウンドは、介護・福祉分野、薬学分野、リハビリテーション分野などさまざま。医療分野出身以外のケアマネジャーが担当する場合は、医療の視点から提案を行う看護師の役割が大きくなる。このほか、理学療法士、作業療法士、言語聴覚士や、ホームヘルパー、歯科衛生士、栄養士、医師など、多様な専門家と連携する。

「異なる視点や知識を持つ人々と相談することで、新たな対策が見えてくることもあります」

各家庭のさまざまな事情に柔軟に対応できるよう、専門家たちとの連携を強化して問題解決策の「引き出し」を増やしたいと、中尾さんは考えている。

（取材は2012年６月）

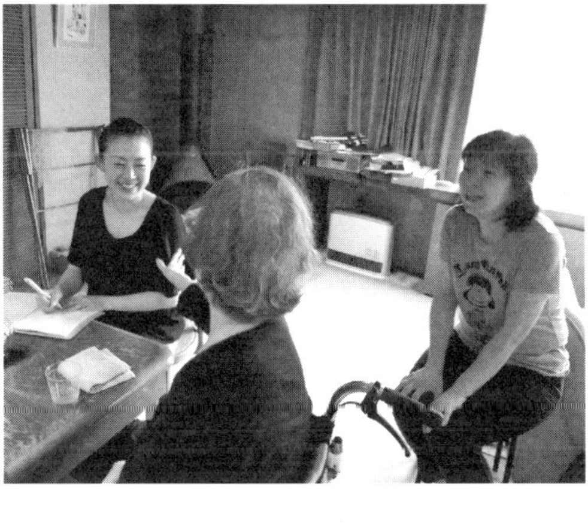

何気ない雑談も、生活習慣の把握につながる

第2章

3. 介護保険の施設や社会福祉施設で活躍する人も増えています

●介護保険の施設での就業者が増加

高齢社会への対応や制度の充実に向け、従来の制度の見直しや改革が進められています。そうしたなか、在宅での介護を前提にした介護保険制度の施行などにより、医療、保健、福祉の連携が重視されるようになりました。これらの専門職がともに働いている施設は以前からありましたが、介護老人保健施設や看護・介護の訪問サービスを提供する事業所が増えてきたことで、病院以外のこうした職場における看護師の需要が伸びています。

2010年末現在、介護老人保健施設で働いている看護師は1万8848人、社会福祉施設では1万1916人。病院に比べると少数ですが、関連施設での就業者が増えてきています。

●高齢者を対象とする施設で

介護老人保健施設は、病状が安定していて治療は要しないものの、リハビリテーションや看護・介護を必要とする高齢者の入所施設（利用者がそこで生活する施設）です。病院と家庭の中間に位置し、利用者が安心して家庭での生活に戻れるよう、医師、看護職員、介護職員、理学療法士らの連携により、日常生活の自立を支援していきます。

このほか、看護師が働いている高齢者対象の施設には、常に介護を必要とする人が入所する特別養護老人ホーム、一時的に入所して看護・介護を受けるショートステイ、通いながらリハビリテーションを受けるデイケアなど、入所、通所の施設があります。入所施設では、交代で宿直や夜間の勤務もします。

●障害をもつ人たちを対象とする施設で

障害者のための施設は、障害者自立支援法に基づき、入所・通所施設である障害者支援施設、利用施設である地域活動支援センター、福祉ホームなどに分類されます。障害者支援施設では、所定の看護職員を配置することが定められています。リハビリテーションや就労支援を行う地域活動支援センターなどでも、特に配置基準は設けられていませんが、看護師が働いています。

●子どもを対象とする施設で

障害をもつ子どもの施設は児童福祉施設に含まれ、障害児入所施設と、通所施設である児童発達支援センターに分類されています(2012年４月より)。看護師は福祉の専門家らと連携しながら、子どもたちの日常生活の訓練、サポートなどを行います。また、子どもの発育などに不安を持つ家族の相談にのり、心の支えになることも大事な役割です。このほか、乳児院や保育所で、保育士らと乳幼児の健康維持に携わっている看護師もいます。

●生活に密着した幅広いケアが求められる

これらの施設における看護は、対象者の生活に密着して行っていくという点が病院での仕事との違いです。医療的ケアも大事ですが、心身の機能喪失があってもその人らしく生き生きと生活していけるよう、その人の持つ可能性を最大限引き出し、サポートしていく幅広いケアが大切とされています。そのためには一人ひとりを十分に理解し、ちょっとした変化にも気づく能力が求められます。家族も含めて、強い信頼関係を築いていける力も必要です。さらに、病院と違い、看護師が１人ないしは２人といった施設がほとんどなので、自分で判断、決断していく力もいります。このため、病院で経験を積み、老人看護や小児看護などの専門知識を学んでから、こうした施設で働く人が多いようです。

社会福祉施設は、国や自治体、社会福祉法人、医療法人などが運営していて、国や自治体の運営する施設では公務員として採用されます。

看護師が働くおもな保健福祉施設

高齢者を対象とする施設	介護老人保健施設 特別養護老人ホーム 養護老人ホーム 老人デイサービスセンター 老人短期入所施設
障害者を対象とする施設	障害者支援施設 地域活動支援センター 福祉ホーム
子どもを対象とする施設	乳児院 保育所 障害児入所施設 児童発達支援センター 情緒障害児短期治療施設

利用施設

通所施設とは利用者が必要に応じて通う施設。利用施設も通って利用する施設だが、利用決定を自分で行い、行政の判断がいらない点が異なる。

ルポ❹

取材先◎清水坂あじさい荘
しごと◎介護施設勤務の看護師

ケアスタッフと協力し、その人らしい生活、いつもの平穏な生活を守る

ケアスタッフと同じ立ち位置、異なる目線でケアにあたる

東京都北区。JR赤羽駅から徒歩10分ほど、清水坂公園の隣に区立の特別養護老人ホーム「清水坂あじさい荘」がある。５階建てで居室は２～５階。食堂、浴室、洗濯室、談話ロビーなどは各階に設けられ、日常生活が１フロアで完結できる構造だ。介護にあたっては、「身体拘束をいっさいしない」「入所前の生活習慣を尊重する」「食事・排泄《はいせつ》・入浴を個々のタイミング、ペースで行えるような介護体制を充実させる」といった方針を掲げている。

ロビーで出迎えてくれたのは、医務副主任の伊藤やよいさん。白衣姿ではなく、ポロシャツにスポーツ用クロップドパンツ、赤いエプロン、スニーカーというスタイルのため、一見看護師だとは気づかない。介護を担当するケアスタッフと同様、入居者の身体介助を行うため、動きやすい服装で勤務しているという。

同施設では、看護師とケアスタッフの地位を同列においており、ケア業務を協力しあって行う。共同で行う作業は、健康状態のチェック、与薬・塗薬など健康保持のための援助、食事・排泄・入浴・移動の介助など。体調が不安定な人や、体力低下が著しく、入浴時などに急変する可能性があるような人などは、看護師がそばについて介助を行う。日常的に介護を行っているケアスタッフは、利用者さんのことをより理解している。看護師はケアスタッフと密に連携し、情報共有することで、利用者さんの異変に対してすばやく、適切な対応ができる。一方、

社会福祉法人北区社会福祉事業団 清水坂あじさい荘●DATA

東京都北区。1998年、北区立の３番目の特別養護老人ホームとして開設。ベッド数128床、ショートステイ32床、１日のデイサービス利用定員39人。スタッフの総数は114人で、うち看護師12人、介護職員71人、生活相談員４人（非常勤含む）。開設以来、「身体拘束をしない介護」を方針として掲げている。

ケアスタッフのほうも、看護師の目があることで、安心してケアに臨めるというわけだ。また、看護師独自の役割としては、体調急変時の対応、応急処置、医師の診察を受けるかどうかの判断、医師への情報提供および診療補助、医薬品管理、浣腸、導尿、褥瘡《じょくそう》（床ずれ）や傷の処置などがある。

●**追いかけた人**

伊藤《いとう》やよいさん／1968年東京都生まれ。92年東京高尾看護専門学校卒。9年の病院勤務を経て、介護分野に転身。2000年東洋大学にて社会福祉主事資格、01年ケアマネジャー資格を取得。

「一口を食べてもらうこと」に工夫をこらし、時間と労力を傾ける

お昼どき、伊藤さんは寝たきり状態になっている94歳の利用者さんに、食事の介助を行った。噛む力はすでに失われているため、ゼリー状の食品をスプーンにとり、口へ運ぶ。「ヒロさん、お口開いてくださ〜い」。しかし、反応はない。スプーンを下げ、また口元に運び……を数回繰り返すが、口は閉じられたまま。「食べたくない？　アイスクリームにしてみましょうか」。唇に冷たい刺激を与えれば、反応してくれるかもしれない。家族が差し入れたアイスクリームを少しだけスプーンにすくいとり、そっと唇に当てる。するとようやく、ゆっくりと口が開いた。思わず「ありがとう」とお礼を言う伊藤さん。「冷たいね。おいしい？」と、ほほえみながら声をかける。日常を普通のリズムで暮らしている人間の目から見ると気が遠くなりそうな長い時間が、その「一口」にかけられていた。

この時間が意味することを知ったのはその後、医務主任の金子美雪《かねこみゆき》さんとお会いしたときだった。介護のあり方についてお話を聞いている途中、ふいに「人が生きていくために必要なことって、なんだと思いますか？」と問いかけられた。少し考え、「生きがいとか、目標、希望……といったものですか？」と聞き返した。金子さんはきっぱりと答えた。「食べることです」。

点滴による栄養補給といった医療行為は、介護施設では行われない。胃瘻《いろう》（腹部から胃内に通した管による食物の流入投与）を行っている入居者も数人いるが、口を動かして食事をするのが生活の基本だ。

「食べることは、生命を維持する手段。そして、『生きる

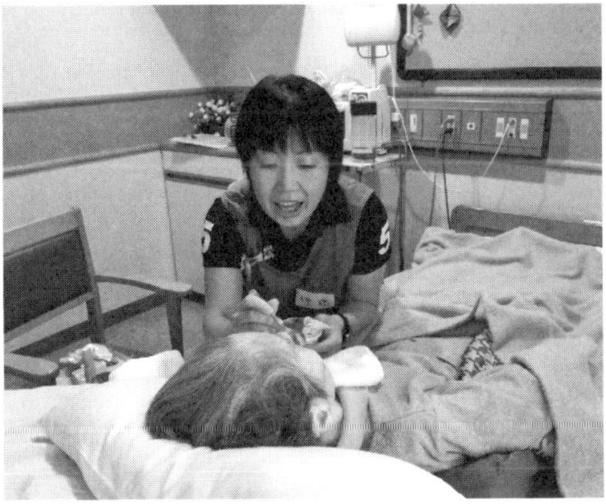

食事の介助はその人の状態、ペースに合わせて

楽しみ』として最後に残るものでもあります。しかし、体の機能がおとろえてくると、食べ物を体内に入れることが逆に負担となり、命の危険につながることも。つまり、『食べる』を通じて体調を管理するのが私たちの役割。その一口を食べさせるか、食べさせないかの判断力をきわめていくことが、介護施設で働く看護師にとって重要なんです」と金子さんは言う。

何気ない日常のなかに、突然起きる異変に対応

食堂では、利用者さんが集まって食事中。人によってはケアスタッフの介助を受けながら、それぞれのペースでゆっくりと、もくもくと口に運んでいる。おだやかで、静かな時間が流れていた。

しかし、そんな日常の風景にも、常に危険がひそんでいる。たとえば、新人のケアスタッフが食事介助中、利用者さんののどに食べ物が詰まって唇が変色、冷や汗をかいているのに気づいていないということがあった。伊藤さんは即座に駆け寄って食べ物をかき出し、吸引して気道を確保。ことなきを得たという。こうしたケースのほかにも、気持ちよさそうに入浴していた人が、突然血圧が低下し、意識を失うといったことも起こりがちだ。

「多くの業務を抱えて時間に追われているケアスタッフは、利用者さんの微妙な表情の変化までは気づけないこともあります。私たちが常に全体に目を配り、異変にすばやく対応しないと。気を抜くひまはありません」と伊藤さんは言う。

ケアスタッフを統括するフロア主任の矢島《やじま》ひろみさんは、「持病もなくおだやかに暮らしていた人が、前ぶれもなく苦しみだしたり、気を失うこともあります。そんなときに対応し、次にすべき行動を判断してくださる看護師さんは、なくてはならない存在なんです。また、日常のケアのなかで、私たちでは見逃してしまうような利用者さんの体調変化にも気づいてくださり、深刻な事態につながるのを防げることも。いてくださると安心だし、頼りにしています」と話す。

緊急時のすばやい判断、また、その前段階で変調の兆しを察知し、予測して対処する力が、介護施設の看護師には必要だ。そのため、病院での臨床経験をある程度積んできた看護師が望まれる。伊藤さんも、病院の精神科、内科などで９年の経験を積んだのち、介護分野に転身した。しかし、この施設に勤務して10数年

ある日の伊藤さん

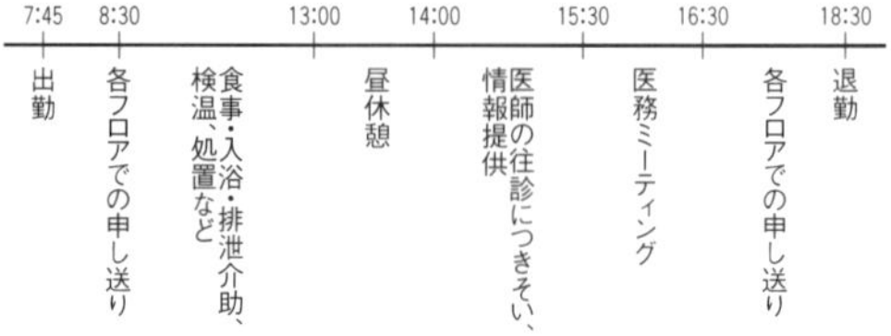

を経たいまでも、極度に緊張する時間がある。それは「夜勤」。日中は、看護師１人につき１フロアを担当するが、夜勤では１人で２～５階・ショートステイ含め160床に対する責任を負うのだ。夜間巡視中には、「呼吸している？」と思わず脈を確かめてしまうこともあるという。看護師のなかには、病院よりも介護施設のほうが気楽そうだと考え、転職を希望する人もいるようだが、実際には大きな責任とプレッシャーがともない、体力を要する仕事なのである。

最期まで「その人らしい生活」をサポートする

この施設の方針は、「本人がやりたいことをなるべく抑制しない」。集団生活のルールでしばらず、最期までその人がその人らしく暮らせることを理念としている。飲酒や喫煙も禁止しない。90歳の利用者さんが週１回、知人の飲食店で外食することもとがめていない。本人の希望をかなえることに、健康面でのリスクがともなうこともあるが、フォロー体制を整えたうえで実現を後押しする。

「病院で勤務していたころは時間に追われていましたが、いまは一人ひとりとじっくりコミュニケーションをとり、『手で触れ、目で見て判断する』という本来の看護ができていると思います。病院では医師の指示に逆らえない場面もありましたが、いまは自分の判断で融通をきかせたり、独自に工夫することができます」

同施設ではターミナルケア（終末期のケア）も行われている。伊藤さんたちが最期を看取るのは年間数十人。本人が苦しみを訴えなくても、そのときが近づいているのはわかる。伊藤さんは、その人が経験してきた苦労、喜び、悲しみ……送ってきた人生のすべてを思いながら、残された時間に向き合う。なにか処置ができるわけでなくても、ただそばに寄り添い、肩に手をおいて言葉をかける。

「なんらかの事情で家族との縁が断たれた方もいます。それもその人の人生。『最期は私に任せて』と心の中で思っています。こんなに大勢の人がいる世界で、その人の最期に私がかかわる意味とはなんだろう。考えて答えが出るものではありませんが、『私でよかった』と思ってもらえるよう、自分にできることに取り組んでいきたいと思います」

（取材は2012年５月）

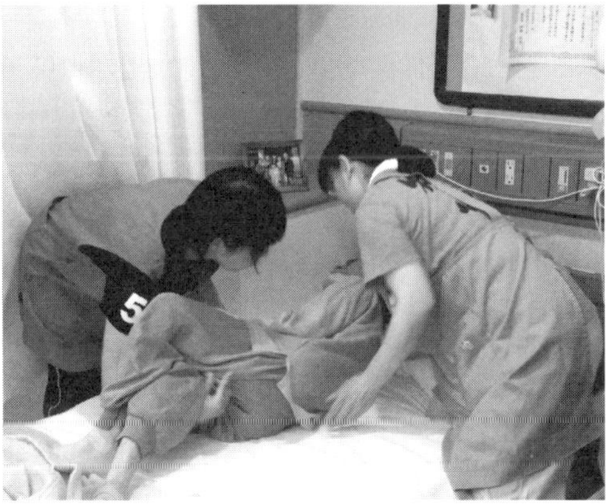

介助中に体を観察し、異常がないかをチェック

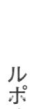

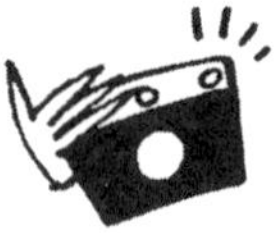

ルポ⑤

取材先◎北嶺町保育園
しごと◎保育所勤務の看護師

日常生活で起きる
子どもの健康トラブルに対処。
すこやかな成長を見守る

子どもたちの日常を見守り、健康状態を管理する

東急池上線・御嶽山《おんたけさん》駅から商店街を抜け、静かな住宅街に入ってしばらく歩くと、子どもたちが遊ぶ元気な声が聞こえてくる。25人の保育士で117人の園児を預かる北嶺町保育園。建物に入ると、カラフルな色紙で作られた動物や園児の写真などが貼られている。１階には、廊下に面して０歳児室、事務室、３歳児室、４歳児室、５歳児室が並び、２階には１歳児室、２歳児室、遊戯室などがある。

医療面から子どもたちの生活を支えるのが、園内唯一の看護師・谷山順子さん。谷山さんの１日は、園児の健康チェックから始まる。１歳児室に入ると、ブロックで遊ぶ子どもたちの輪の中に、頬に絆創膏《ばんそうこう》を貼った男児がいた。「痛かったね～」と声をかけながら、顔をのぞきこんで傷のようすを確認する。この男の子、数日前に自宅内で転び、家具に顔をぶつけてしまったらしい。安静にするため昨日まで休んでいたが、今日から登園。遊んでいるうちに絆創膏がはがれたり、ほかの子に傷口をいじられたりしないよう、保育士に注意を促す。ほか、顔色が悪い子、元気がない子がいないか、各部屋を巡視。事務室に戻り、各園児の状態を記録した「健康チェックカード」に目を通す。

子ども特有の体調急変、遊びにともなうけがに対応

午前10時。プールでの水遊び、室内での絵本の読み聞かせ、自由なおもちゃ遊びなど、各クラスがそれぞれの時間を過ごしている。そんなとき、４歳児室担当

社会福祉法人島田福祉会 北嶺町保育園●DATA

東京都大田区。1970年、社会福祉法人を設立し、保育園経営を開始。現在、４つの保育園を運営。北嶺町保育園は０～５歳児対象で、定員117人。職員は計30人。保育士25人、看護師１人、調理師２人、栄養士１人、保育士パート１人。緊急一時保育、体験保育、育児支援講座など地域に開かれた保育園をめざす。

の保育士が女の子を連れて事務室にやってきた。急に目が痛いと訴えたのだという。谷山さんは女の子の目の前でペンを上下左右に動かす。「こっち見てみてね。そう、上手上手」「濡れタオルで冷やしてみようね」「ここでもう少し休んでいこうね」。優しい笑顔に、それまでこわばっていた女の子の表情が、安心したようにほぐれた。そこへ、今度は男の子が１人でやってきて、すがるような目で谷山さんを見上げる。「どうしたの？」「ハナとか～、クチとか～」「あら大変」。女の子の隣のいすに座らせると、「はい、舌出してみてー」と男の子のあごに手をそえる。

●追いかけた人

谷山《たにやま》順子《のりこ》さん／1958年静岡県生まれ。79年日本大学医学部附属高等看護学院卒。小児科病棟に勤務後、結婚退職。98年、保育所の看護師として活動再開。2002年より島田福祉会に勤務。

幸い大事に至らなかった２人を各クラスに帰すと、まだ途中だった事務作業に戻る。FAXを操作していた谷山さん、突然事務室を飛び出し、隣の０歳児室に駆け込んでいった。本の取り合いをしていた子どもが、勢いあまってひっくり返り、床に頭をぶつけたのが、ガラス窓越しに見えたのだ。急いで頭部を確認すると、けがも腫れもなく、ひと安心。それにしても、子どもたちが谷山さんを落ち着いて事務作業に集中させてくれることはないようだ。

「この時間帯は、外へお散歩に行っていた子どもたちも帰ってくるころ。転んでけがをしてきた子を手当てすることも多いですね。乳幼児期は、急な発熱、前ぶれのない嘔吐、下痢など、体調の変化がはげしいもの。原因もさまざまなので、深刻度を判断するのはなかなかむずかしいところです。発育中である歯のけがなどは、そのときは大丈夫そうに見えても、後々になって問題が出てくることも……。保護者に電話で相談し、私がすぐに歯科に連れていくこともあります」

体調不良やけがが同時に起きることもある。幼い子どものこと、先生にかまってほしくてささいなことを大げさに訴えたり、逆に、黙ってじっとがまんしていることもあるにちがいない。緊急性を見きわめ、優先順位をつけて対応することが重要といえそうだ。

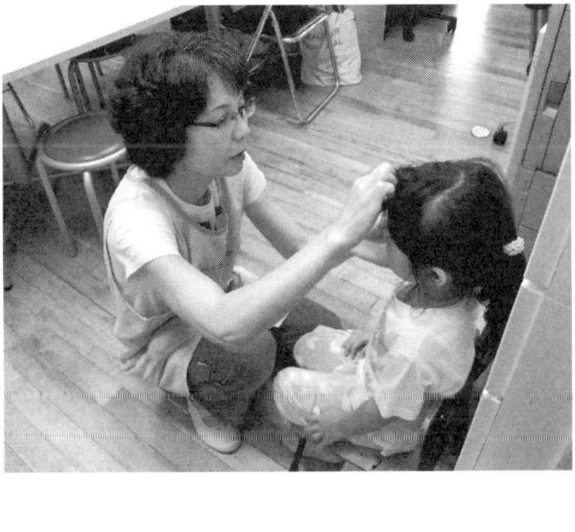

小さな訴えにも、注意深く目を光らせる

感染症予防で園全体を守る一方、個々の体質に細かく配慮

11時、谷山さんあてに保護者から１本の電話が入った。「どんなお薬をもらいましたか？」「では、しばらくご自宅でようすを見てみてください」。そんな会話を交わしている。事情を尋ねると、発熱で２日間休んだあと、今朝登園した子どもがいたが、すぐに自宅へ帰したのだという。母親は熱が下がったことで安心し、子どもを連れてきた。しかし、谷山さんは、その子の両目まぶたが腫れているのに気づき、ウイルス性結膜炎かもしれないと判断したのだ。気温が高いところで活性化するウイルスであり、夏場はプールを介して感染が広がることも多い。眼科に行くよう母親に伝え、その結果報告を受けたのだった。

日常の健康チェックにおいて、「感染症」には特に細心の注意をはらう。園内で発症した際、対処が遅れればほかの子どもたちにもうつってしまう。一見ささいな症状でも、感染症である可能性を考え、慎重に、かつすばやく判断する。

園内の感染症発生状況については、保護者にも広報し、注意を促している。中央玄関の掲示板。区からの広報物や保護者向けセミナーの案内が貼られているなか、ひときわ目立つように『こんな病気が流行しています』とタイトルづけられたコーナーが設けられている。そこには、いま注意すべき感染症の症状や登園基準、同園の園児がどんな種類の感染症を発症して休んでいるか、クラスごとに人数を記してある。毎日状況を確認し、書き換えるのが日課となっている。

玄関で掲示板に感染症情報を書いていたかと思えば、０歳児室でオムツ交換をしながら便の状態をチェック、その数分後には５歳児室で保育士と話しているなど、フットワーク軽く園内を駆けまわる谷山さん。少し目を離すとすぐに見失ってしまうほどだ。比較的滞在時間が長い０歳児室にも事務室にも姿が見えず、２階に上がってみると、２歳児室で昼食のメニューを確認していた。同園には現在、食物アレルギーを持つ子が７人いる。卵、牛乳、ピーナッツ、魚卵、パイナップル、メロンなどだ。その子のアレルギーに合わせ、専用のメニューが用意される。そこに食材選択のミスがないか、谷山さんも含め、複数のスタッフでチェックするのだ。近年、アレルギーを持つ子が増えており、その対象食材も多様化している。子ども一人ひとりの体質を把握し、健康被害につながらないよう管理するの

ある日の谷山さん

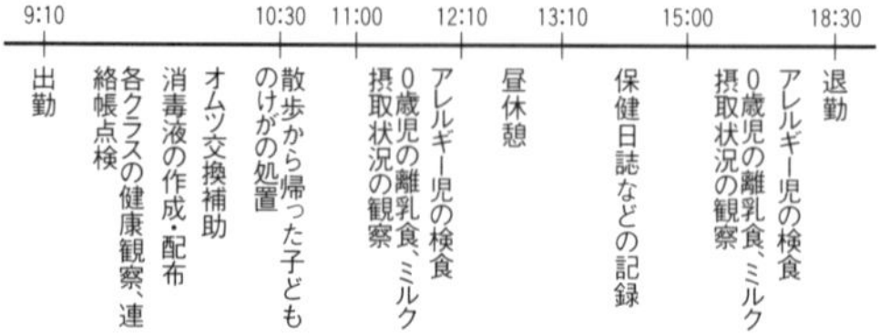

も、看護師の重要な役割だ。
「感染症蔓延《まんえん》予防」のように園全体を守るにも、個別の事情に対応するにも、常に新しい情報を入手する必要がある。保育園には、医療機関ほどには最新医療情報が入ってきにくい。そこで、同園を運営する社会福祉法人では、看護師が毎月合同ミーティングを行い、いま流行している疾患などの情報を共有する。また、区の看護師による保健部会の研修、医師が講師をつとめる勉強会などに参加し、新しい情報と知識を得ている。

健康を守るための生活習慣を指導。日々の成長を見守る喜び

保育園の看護師は、園児の健康管理だけでなく、「教育」という役割も担っている。幼児期は、基本的な生活習慣を学ぶ時期。日常生活を送るなかで、自分で自分の健康管理をする方法を、しっかりと身につけられるようにする。

そこで行っているのが、「手洗い」「歯みがき」「爪切り」の意味や正しいやり方を教える講習イベント。集中力を欠きやすい子どもたちの注目を引きつけるため、大きな顔面のアップリケがついたエプロンを着用し、口にバイ菌のイラストを貼り付けるなど、教材に工夫をこらす。

「講習からしばらくたっても、教えたとおりの方法で手洗いを実行している子どもを見たりすると、うれしくなってしまう。子どもたちが日々成長していくのを見守ることができるのが、保育園で働く喜びです」

昨今、出産後も働く女性が増え、保育サービスへのニーズが高まっている。保育園に子どもを預ければ、母親は安心して仕事に向かえるが、ときには仕事と育児の両立に対して強く葛藤する場面がある。それは、子どもの発熱やけがといった緊急事態に、すぐに駆けつけることができないときだ。谷山さん自身も２人の子を育ててきた母親。その気持ちが手にとるようにわかる。

「私が子どものそばについていることで、少しでも安心してもらえれば。がんばるお母さんがたのサポートができることも、この仕事のやりがいのひとつです」

（取材は2012年７月）

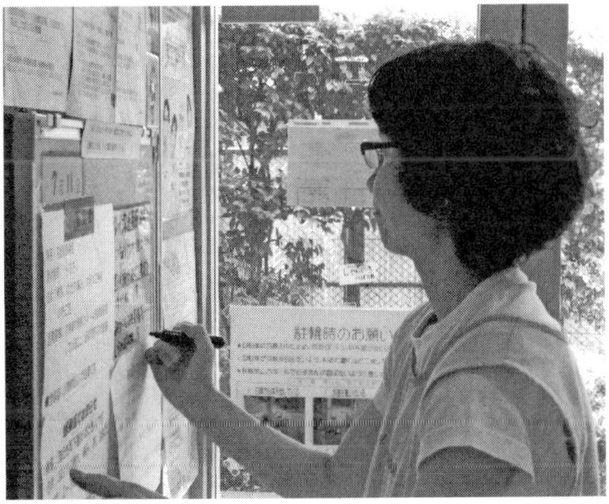

掲示板は、重要な情報ツールのひとつ

ルポ5

第2章

4. 企業や学校に勤務する看護師も

●病気の予防も大切な仕事

看護というと、病気やけがをしている人に対して行うものというイメージが強く、実際、病院で働いている看護師が大多数です。しかし、第1章でも述べたように、看護の対象となるのは、健康な人も含むあらゆる健康状態にある人々です。つまり、すべての人が対象であり、日常的な健康管理にかかわったり、病気を予防するための情報やサービスを提供したりする「保健」の分野も、「医療」や「福祉」の分野とともに大切な仕事として担っています。

このように看護の仕事は実に幅広く、それぞれの職場では看護師のほかに、複数の資格を取得して活躍の場を広げている人も少なくありません。このページで紹介する企業や学校における仕事に興味のある人は、保健師や養護教諭の資格を得ることも視野に入れておきましょう。

●企業の医務室で

働く人々の健康を守るために、企業には安全衛生の管理が義務づけられています。その一環として、企業内に医務室や健康管理室を設けているところがあり、こうした部門に勤めている看護師もいます。企業の正社員として採用されている場合もあれば、健康保険組合から派遣されている場合もあります。いずれにせよ、企業のなかで、そこに働く人たちの健康を預かる立場にあることから、産業看護師や企業内看護師、あるいは、保健師が従事している場合は、産業保健師、企業内保健師とよばれています。

仕事は社員の健康管理がメインです。医師とともに診療や健康相談に対応した

不登校

文部科学省の調査によれば、2010年度の長期欠席者（30日以上欠席）のうち、「不登校」を理由とする児童・生徒数は小中学校合わせて約11万5000人。3年連続で減少している。

り、定期的に健康診断を実施したりします。働いている人が対象ですから、忙しくて健康診断を受けられないという人もいますが、それでは管理ができませんので、まずは社員の健康意識を高めて受診率を上げることが求められます。診断後は一人ひとりのデータをチェックして、注意を促したり、再検査の必要があれば必ず受診するよう根気よく訴えます。自覚症状がない場合は本人が再検査を先延ばしにすることもあり、そんなときは産業看護師の説得が非常に重要になります。

訴えを聞き入れてもらうためには日ごろからの信頼関係が大切ですから、各職場を訪問して健康情報を提供したり、相談にのるなどして、社員とコミュニケーションをはかる機会も頻繁につくります。仕事や職場に対するストレスを抱えている人が増えている昨今、精神面でのケアも欠かせない仕事になっています。

企業内での仕事なので、基本的に夜間の勤務はありません。保健師の資格があれば採用の機会は大きいでしょう。

●養護教諭として学校保健室に

養護教諭は、学校で児童・生徒の健康管理や救急処置、健康相談などを行う保健室の先生のことです。看護師の資格を持っていれば、大学や養成機関で所定の科目を修得することで養護教諭になる資格が得られます（詳細はP.97参照）。

仕事の内容は、定期的な健康診断の実施とその評価や健康指導、風邪や虫歯予防などの保健指導、また日常的には救急処置、心身の健康に関する相談活動、健康的な生活を送るための生活習慣の保健指導など。児童・生徒の健康状態や学校生活における環境衛生に関する実態を把握して、集団指導、個別指導の両面から子どもたちの健康保持、増進をはかります。

いじめや不登校などの学校問題が深刻化するなか、保健室が子どもたちの不安やストレス、悩みごとを受け止め、相談にのる場所となり、養護教諭の果たす役割がますます重要となっています。この仕事には、子どもの支えになれるカウンセリング能力が求められ、カウンセリングの専門職のスクールカウンセラーと協力して相談にあたることもあります。また、成長段階にある子どもの健康管理を担う面から、優れた観察力、判断力が必要とされています。

【スクールカウンセラーって?】

A カウンセリングの専門家として児童・生徒の相談に応じ、助言や指導を行う専門職。臨床心理士や精神科医などが担当。文部科学省が小中高校への派遣事業を行っている。

第2章

5.

行政職、教育職、研究職として活躍する人も

●市町村の保健センターや相談窓口で

保健所や市町村の保健センターなどで保健師とともに地域の人々の健康管理や病気の予防などにはげんでいる看護師もいます。最近は役所内に保健・医療・福祉に関する総合相談窓口を開設している市町村もあり、健康相談や各種サービスのコーディネートなどを行ったりする仕事もあります。これら保健の分野の仕事は、保健師の資格を取得しているほうが就職しやすいでしょう。

●養成校の教員として

少し先の話になりますが、看護師として経験を積んだあと、看護師養成所の教員となって後継者の育成に力を注ぐ道もあります。看護教員になるためには、臨床の現場で５年以上の経験を有することが条件となっています。さらに、厚生労働省が認定する所定の各機関で１年間の研修、もしくは、地方で実施される６か月間の研修を修了する必要があります。看護大学や看護短期大学は各校独自の条件で教員を採用します。

●大学の研究室で

医療の高度化や専門分化、人口の高齢化などの進行にともない、看護という専門職が担う仕事の範囲はより広く、深くなってきています。そうしたなかで、看護を学問として体系化することや専門分野の研究、また、大学における教育を求める声が高まり、ここ数年、看護系大学や大学院の新増設が急激に進んでいます。

大学や大学院の教壇に立ちながら、実践に役立つ看護学の構築や自らの研究テーマを追究するといった研究職につくことも、将来の道のひとつです。

保健センター

保健所が広域的、専門的な保健サービスを実施するのに対し、保健センターは住民に身近な健康相談、保健指導、健康診査などの保健サービスを受け持つ。名称は市町村によって変わることも。

●第 2 章

あなたはどんな分野に向いている?

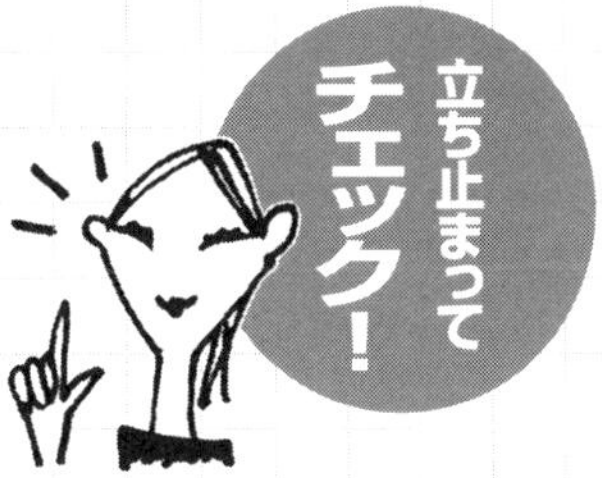

立ち止まって
チェック!

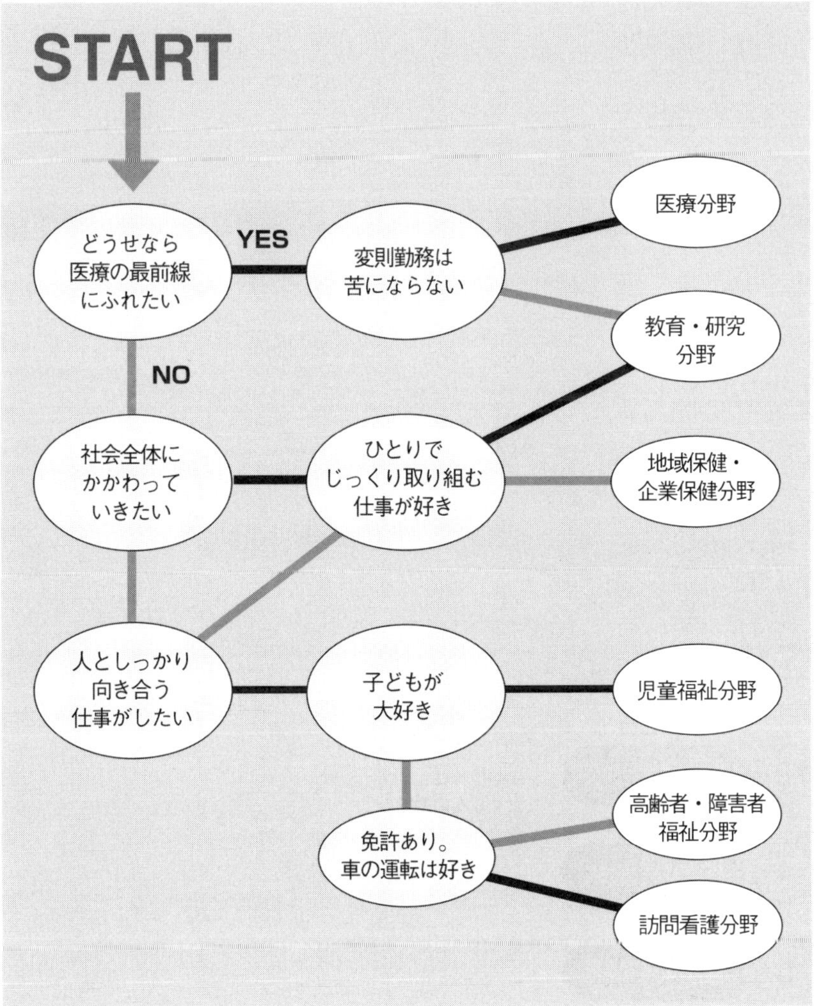

START
どうせなら医療の最前線にふれたい
YES
NO
変則勤務は苦にならない
医療分野
教育・研究分野
社会全体にかかわっていきたい
ひとりでじっくり取り組む仕事が好き
地域保健・企業保健分野
人としっかり向き合う仕事がしたい
子どもが大好き
児童福祉分野
免許あり。車の運転は好き
高齢者・障害者福祉分野
訪問看護分野

プロローグ

第1章 資格のあらまし

第2章 職場のいろいろ

第3章 働く現実

第4章 将来の可能性

第5章 進路の選び方

あなたはいまここ!!

病院以外にも
たくさんの職場が
あると知った

第3章

職業生活の実際は…

以前から、きつい仕事、大変な仕事といわれている看護師。
勤務時間も長く、責任も重く、とにかく多忙です。
勤務先の待遇は、その大変さをきちんとフォローしてくれるのでしょうか。
これから看護師をめざすなら、どうしても知っておきたい
職業生活の実際を見ていきましょう。
また、きつい仕事にもかかわらず喜びと感動が大きい
その理由も考えてみます。

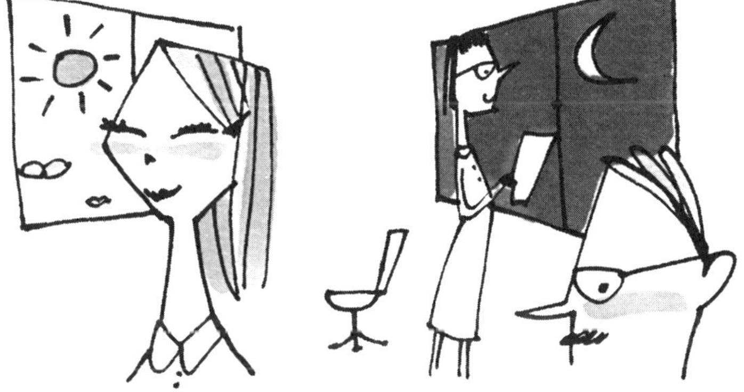

第3章

1.

病棟勤務は交代制で夜勤も

●勤務形態は3交代制が一般的

病棟を担当する看護師には夜間の勤務があります。交代して受け持つので、日勤の日もあれば夜勤の日もめぐってきます。

現在、病棟で見られるもっとも一般的な勤務形態は、24時間を日勤・準夜勤・深夜勤の3つに分けて業務をつないでいく3交代制です。病院によって多少異なりますが、たとえば日勤は8：00〜16：30、準夜勤は16：00〜0：30、深夜勤は0：00〜8：30といったシフトが組まれていて、同じ病棟やチームの看護師で交代して担当していきます。上記の時間割のなかで重複している30分間は、その日の予定や患者さんの状況などを申し送りするための時間です。

●2交代制を採用している病院が増加

3交代制に次いで多く見られるのが2交代制です。近ごろは3交代制が減少して、この形態を採用する病院が増えています。しかし2交代制の場合は、24時間を日勤と夜勤との2つに分けるため、申し送りの時間を入れると少なくとも12時間以上の連続勤務となります。16時間にもなることもあり、長時間勤務にともなう疲労が懸念されています。一方、担当看護師が1日に3人も代わる3交代制に比べて患者さんに安心感を与えられる、働く側にとっても私生活との両立がしやすいといったメリットもあり、どちらがいいと、いちがいにはいえないようです。病院規模や病棟の特徴の違いによる向き不向きもあるでしょう。

勤務形態についてはほかにも、日勤時間を長くして夜勤を短くしたり、多忙な時間に多くの人員を配置するといった変則交代制などの試みも実施されています。

一般病床

治療を必要とする患者が入院する病床。これに対して、長期療養のための「療養病床」がある。「3人に1人」の配置基準は「一般病床」に定めたもの。

また、正規雇用の職員に準じた待遇で働くことのできる短時間正職員制度、長期にわたる短時間勤務制度や、パートタイム契約を導入している病院もあります。

●夜勤回数は月平均8.4回

勤務の予定は、1か月ごとや1週間ごとに立てられます。たとえば3交代制の場合、日勤の次は深夜勤、その次は準夜勤、休日をとって、翌日と翌々日は日勤、次は準夜勤……、というように休日を入れながらうまくローテーションを組んでいきます。現在よりも看護師不足が深刻だった10数年前と比較すると、夜勤の回数は若干減少していて、日本看護協会が2009年に実施した調査によると、看護師の夜勤回数は月平均8.4回でした（3交代制・変則3交代制の場合）。

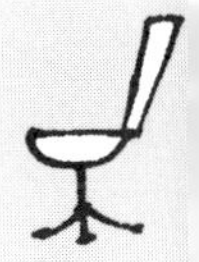

夜勤帯では、日勤より少ない人数で仕事にあたります。夜勤の人数は1つの病棟で2〜3人といった体制をとっている病院がほとんどで、なかには1人というところもあります。何ごともなければ静かな夜ですが、ナースコールが鳴り続けて一晩中走り回る、といった日もあります。

●4通りに見直された診療報酬上の看護職員の配置基準

一般病床に必要な看護職員の最少人数を定めた医療法における「配置基準」が、2001年にようやく引き上げられました。半世紀以上ぶりのことです。それまで「入院患者4人に1人」とされていた基準が、「3人に1人」と改められたのです。しかしこの基準は全国の80％以上の病院ですでに達成されていたもので、それでもまだ職員が忙しいという状態でした。

配置基準は診療報酬と連動していますが、このような現状をふまえ、2006年4月からは、診療報酬上の一般病棟の配置基準が4区分に改められました。看護職員の人数も実際に働いている職員の数を示す実質配置に変更となり、患者7人に対して1人（7対1）という配置基準が新設され、これまでの10対1、13対1、15対1とあわせて4通りとなりました。

もちろん、夜勤の場合にもこれだけの看護職員が確保されているというわけではありませんが、少しずつ状況は変わってきているといえるでしょう。

どんな夜勤形態で働いているか

体制	調査年次（回答者数）	
	2005年（3468）	2009年（4722）
3交代	51.6%	29.1%
変則3交代	5.0%	2.6%
2交代	24.7%	19.7%
変則2交代	——	9.7%
当直	3.5%	3.8%
その他	15.2%	35.0%

注）2005年の2交代は変則2交代を含む
（資料：日本看護協会「2009年看護職員実態調査」）

Q【パートタイマー、アルバイトの人の割合は?】

A 「2009年看護職員実態調査」によれば、回答者全体の約5％程度。ただし、これは日本看護協会の会員についてのデータ。会員でない看護職員も多いので実数は不明だが、パート勤務の看護職員もかなりいる。

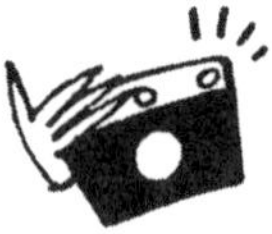

ルポ❻

取材先◎杏林大学医学部付属病院
しごと◎短時間勤務の看護師

育児サポート制度を整え、ワーク・ライフ・バランスの向上とキャリア構築を支援

結婚・出産後も、看護師として長く活躍し続けられるように

　看護は、女性が多く活躍する分野。しかし、女性には結婚、出産、育児など、ライフスタイルの変化がたびたび訪れる。これらを機に仕事との両立がむずかしくなり、退職せざるをえなくなるケースも多い。仕事を続けたいのに続けられない本人はもちろんのこと、即戦力を失う医療機関にとっても、この問題は深刻だ。また、共働きの夫婦が増えている昨今では、夫の育児参加率も高まっている。男性にとっても、仕事と家庭生活のバランス調整が課題となっている。

「結婚・出産後も働き続けられる環境を整え、看護職のワーク・ライフ・バランスを向上させる」――そんな理想に積極的に取り組み、実現しているのが、東京都三鷹市にある杏林大学医学部付属病院だ。同病院では、産前産後休暇制度や育児休暇制度（以下、産休・育休）が充実。さらに、小学３年生までの子どもがいる職員を対象に、勤務時間を短縮できる「短時間勤務制度」を導入している。

　制度を活用している看護師の一人、福島順子さんを訪ねてみた。福島さんは、小児病棟に勤務して10年。その間、２人の子どもを出産し、計４年間の産休・育休を取得した。出産前は８時30分から17時10分までフルタイム勤務し、月５～６回の夜勤もこなしていたが、４歳の長女と１歳10か月の次女を育てている現在は、勤務時間を１時間短縮。夜勤のシフトからも外れている。

　朝８時15分、出勤。夜勤を終えたスタッフから申し送りを受け、全体でカンフ

杏林大学医学部付属病院●DATA

東京都三鷹市。1970年開設。高度医療の提供・技術開発・研修を担う特定機能病院の承認を受け、東京西部地区三多摩の中核的医療センターの役割を担う。病床数1153床、1日平均の患者数は入院824人、外来2271人。スタッフの総数は約2200人で、うち医師は323人、看護師は1315人。

ァレンスを行ったあと、業務に入る。１日に担当する患者さんは３～４人。各病室を訪れ、「おはよう、今日担当の福島です。よろしくね」などと声をかけながら、点滴、配薬、食事介助、清拭《せいしき》、入浴などのケアを行っていく。訪れていた家族に入院中のようすを伝えたり、相談にのったりもする。

●追いかけた人

福島順子《ふくしまじゅんこ》さん／1980年秋田県生まれ。2003年杏林大学保健学部看護学科卒。資格取得と同時に杏林大学医学部付属病院の小児病棟に入職。06年に結婚し、08年、10年に出産。

「私は専業主婦には向いていない、結婚・出産後もずっと仕事を続けたいと、以前から思っていました。社会に出て働くことで緊張感が生まれる。ずっと家庭にいるのとは違い、生活にメリハリがつくのがいいですね」と、福島さんは言う。

第１子の出産時、育休は１年間取得する予定だった。しかし、保育園は定員いっぱいで入れず「待機児童」に。同病院では２歳半まで育休を取得できるため、２年間に延長した。福島さんの看護学生時代の友人のなかには、１年間の育休を取得することもかなわず、退職した人もいるという。就職時には、育児サポート制度のことは気に留めていなかったというが、いま、その価値を実感している。

制度の整備を推進してきた看護部長の道又元裕《みちまたゆきひろ》さんによると、かつて看護師の退職率は約２割だったが、制度導入後は半減したという。

「看護師の定着率が上がるということは、『ベテラン』が育っていくということ。高度な知識やノウハウがきちんと継承されていくのは、病院側にとっても大きなメリットとなるのです」

周囲の協力があってこそ、制度の運用が成り立つ

お昼の休憩を挟み、午後も病室を巡回してのケアが続く。16時前、担当患者さんのようすを最終チェック。リーダーへの報告、後任スタッフへの申し送りをすませ、16時10分に勤務を終える。

看護職に限ったことではないが、産休・育休制度や短時間勤務制度がある職場であっても、実際のところ十分に活用できないケースは多い。他のスタッフへの気がねがあるからだ。「皆が忙しくし

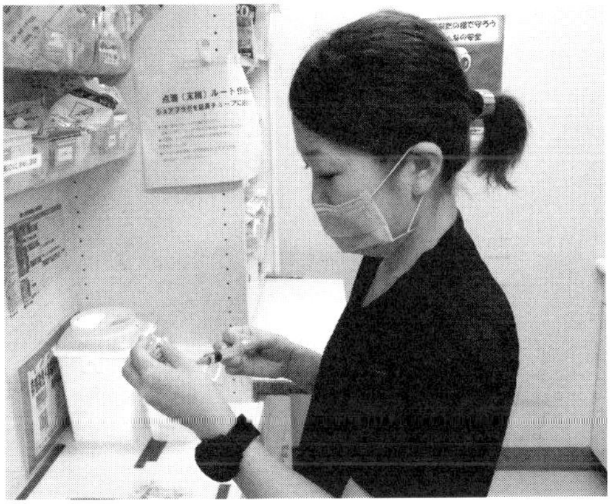

限られた時間で、業務を効率的に行う

ているときに一人だけ先に帰るとなると、冷ややかな目で見られているような気がする」――そんな声がよく聞かれる。制度など「ハード面」の充実をはかるだけでは不十分。周囲のスタッフの理解・協力という「ソフト面」が整わなければ、ハードはうまく機能しないのだ。福島さんの場合は、どのように感じているのだろう。

「『早く帰りなさい』と、周囲から声をかけてもらえるんです。妊娠中から、そういう気配りをしていただいていました。立ったまま作業していると『つらいでしょ。座ってもいいよ』とか。自分から、座らせて、帰らせてとは言い出しにくいので、ありがたいですよね。師長をはじめ、多くの先輩が制度を利用してきたので、お互いに『サポートする』という意識が自然に根づいているんです」

病棟間が連携し、人的サポート体制を構築

とはいえ、多忙を極める医療現場のこと、スタッフ一人ひとりの気持ちだけでサポートしきれるわけではない。同病院では、男性看護師も含め、未就学児の子どもを持つスタッフの約８割が短時間勤務制度を活用している。制度を利用する看護師が増えるほど、他のスタッフの業務負担が増すことになる。しかも、幼い子どもには急な発熱やけがなどがつきもの。欠勤や早退をしなければならない事態も生じる。そうしたアクシデントをカバーし、業務をとどこおりなく遂行できるだけの人員が必要となる。

そこで、同病院が取り組んだのが「病棟の垣根を越えた連携」だ。突発的な欠員にも対応できるよう、看護部のコントロールのもと、他の病棟から看護師を派遣するサポート体制を整えた。サポートにまわる看護師にとっても、他領域の病棟で勤務することで、経験の幅を広げられる。さまざまな病棟で活躍できる「ジェネラリスト」の育成にもつながるのだ。道又看護部長は、「『人財』である看護職員には、生き生きと働いてほしい。このサポート制度を発展させて、いずれは１週間ほどのリフレッシュ休暇をとれるようにしたい」と語る。

「現場復帰」への不安を乗り越える

産休・育休を取得したのちに復帰する看護師は、ある不安を抱えている。「現場に戻ってついていけるのか」という懸念だ。福島さんも、ブランクを少しでも埋

ある日の福島さん

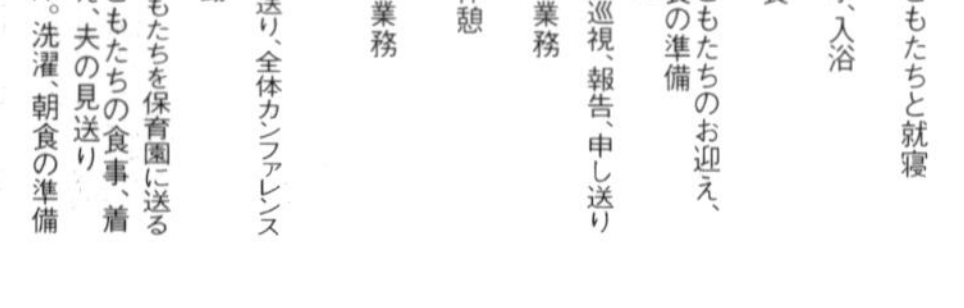

めようと、以前使っていた参考書やレポート、ノートなどを読み直したという。

もちろん病院側も、勤務時間内で研修の場を設けるなどのフォロー体制をしいている。また、育休明け・短時間勤務の看護師に、優先的に割り当てられる役割がある。それは、「実習に来る看護学生の受け入れ」。約１週間の行動計画を立て、実務の流れや注意点の説明をしたうえで、いっしょに患者さんのケアを行う。１日の業務終了時には、学生同士のカンファレンスを聞き、統括のアドバイスをする。緊急性が高い患者や、容体が急変する可能性が高い患者を受け持つことはないため、短時間勤務者に適した業務といえそうだ。ブランクが空いた人であれば、余裕を持って「現場感覚」を取り戻すことができるのだろう。

この日は終日、患者さんのケア業務に従事した福島さんだが、実習生を受け入れる期間中は、彼らの指導役にまわることもある。

「学生さんに指導することで、自分自身も看護の基礎を改めて確認し、感覚を取り戻すことができる。同時に、最新の情報や知識も入手できる。現場に復帰後、その仕事を任せてもらえてよかったと思います」

外がまだ明るい16時30分、福島さんは病院をあとにし、帰途についた。帰宅したら洗濯物を取り込み、保育園に子どもたちを迎えに行く。そのあとは夕食と入浴。子どもたちに絵本を読み聞かせつつ眠りにつく。家事をしながらではあるが、２～３時間は家族とともにゆったりと過ごせる。

「育児をしながらのフルタイム勤務や夜勤も、やってできないことはないと思います。けれど、それをしていたら、いまごろ家庭は崩壊していたかも(笑)。息つくひまもなく、時間的にも精神的にも追いつめられて、夫や子どもを思いやるゆとりを失っていたかもしれませんね」

資格を取得して就職先を探す際には、勤務地や条件面、領域への興味を優先しがちだ。しかし、ライフスタイルの変化をイメージし、「将来、どんな働き方をしたいか」を考えて職場を選ぶことも、長く仕事を続けていくためには重要といえそうだ。

（取材は2012年６月）

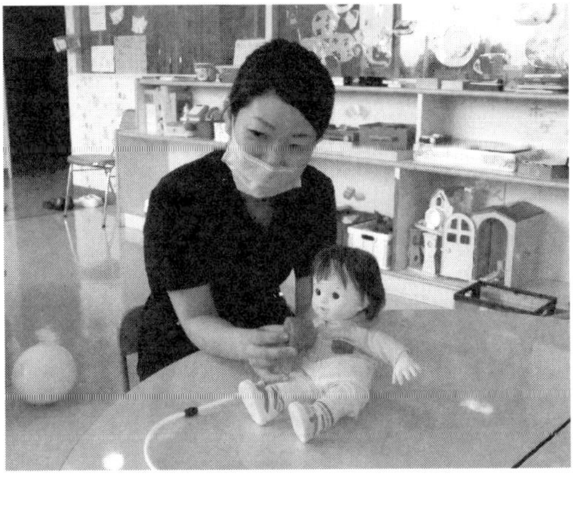

自身の育児経験が
仕事にも生きる

ルポ６

第3章

2.

満足とはいえないまでも、給与、待遇はそこそこ

●夜勤のある病院での月額給与は平均26万円台

ほかの職種と同様に、看護師の給与も年齢や経験年数、働く場所によって違っています。国立病院機構の病院に勤務した場合は、医療職の国家公務員に適用される「医療職俸給表（三）」に基づいて決められます。そのため、地方自治体や民間の病院においても、これに準拠して基本額を決めているところが多数です。

日本看護協会が調査した2011年４月採用の新卒看護職員の月額給与を見ると、病院勤務では平均26万2964円となっています。これは高校卒業後３年間の養成校を経て資格を取得し、勤務は３交代制で月８回の夜勤を行うと想定した場合の月額の税込給与総額です。

新卒者の給与としては高いほうに位置しているといえます。それだけ責任の重い仕事であるということなのですが、３年、５年、10年……と経験を積んでからの給与については、経験・年齢による昇給はあるものの、仕事の内容を考えると「必ずしも満足していない」という現場の看護師の声が多いようです。

●夜勤の回数などによって差が出る

前述の平均給与もそうですが、月々の給与は「基本給」と「夜勤などの諸手当」の総額で支払われるので、手当の額と夜勤回数によって総額は異なります。夜勤のある職場とそうでない職場では、やはり前者のほうが高い収入を望めます。

夜勤手当の平均額は、３交代制準夜勤で4399円、３交代制深夜勤で5490円、２交代制夜勤で１万1276円（日本看護協会「2011年病院看護実態調査」）となっています。夜勤手当の額も夜勤を行う回数も病院によって違っているので、就職先

Q【学歴で待遇は違ってくる?】

A ３年課程の専門学校出身者も、４年制の看護系大学出身者も、資格を取得したばかりの新人看護師という点では同じ扱い。ただし、大卒者の給与を少し高めに設定している病院もある。

を決めるときは給与の総額だけでなく、必ずその内訳と具体的な勤務条件を総合的に見て判断することが大切です。

●完全週休２日制が主流に

とにかくハードといわれる看護師の仕事です。しかし１週間の所定労働時間は徐々に短くなり、40時間程度という病院が多くなっています。ただし、なかには、賃金にならないサービス残業が非常に多いといった問題のある病院も存在するので、まだまだ改善が必要とされているのが現実です。

休日については、完全週休２日制を導入する病院が増えて、2011年現在、69.8％の病院が実施しています。

また、就職すると年次有給休暇という、休んでも給与が支払われる休暇がもらえます。日本看護協会「2009年看護職員実態調査」では、正職員の所定有給休暇日数は平均18.5日。しかしすべて使いきる人は少なく、取得日数の平均は8.4日です。休暇制度にはほかに、育児休暇などがあります（詳細はP.104参照）。

●社会保険、福利厚生、教育プログラムの充実度にも注目

各種社会保険や住居、育児に関する待遇も気になるところです。これらは大きな病院ほど充実度が高く、近年は職員寮として１人用のマンション形式を採用するケースも増えています。また、育児を支援するために、病院内に保育所を設けているところ、保養所を持っていたり、スポーツ施設を格安で利用できる環境を整えていたりする病院もあります。そのほか、新人の教育やキャリアアップのための研修制度など、多くの病院で職員教育プログラムが実施されています。

看護職員の給与

職種	平均年齢（歳）	平均給与月額（円）	時間外手当（円）	通勤手当（円）
総師長	55.2	519,354	4,133	9,814
看護師長	46.6	422,439	30,561	8,294
看護師	35.5	336,409	46,782	7,922
准看護師	43.9	299,021	37,138	6,478

注）手当は給与月額に含む

（資料：人事院「平成21年民間給与の実態」）

看護職員のおもな就職先別待遇

	平均給与月額（円）	平均基本給与月額（円）
病院	352,690	269,928
診療所	332,195	263,455
保健所・市区町村保健センター	376,085	330,185
省庁・都道府県・市区町村（福祉・環境部門含む）	397,596	348,597
訪問看護ステーション	346,302	260,478
介護老人福祉施設	344,841	262,175
介護老人保健施設	347,679	266,047
看護系教育研究機関	414,798	356,241

（資料：日本看護協会「2009年看護職員実態調査」）

第3章

3.

専門職としての誇り、精神的な満足度は?

●燃えつき症候群って本当？

養成校や大学で一生懸命勉強して、晴れて国家試験に合格。就職と同時に、プロの看護師としての道を歩み始めます。さぞかし気合が入ることでしょう。機器などを扱う技術面は、訓練することで上達が実感できます。でも、患者さんに対する心身のケアの面で理想的な結果を出すことは、ベテラン看護師ですらむずかしいことです。そのあたりで理想と現実のギャップに悩み、壁にぶつかる新人看護師は少なくないようです。

病院で働いていると、患者さんの死に直面する日もあります。そんなとき、「看護師として、自分にもっとできることがあったのではないか」と、自己嫌悪にさいなまれることがあります。また、食事制限の必要性を訴えても聞き入れてもらえないような、患者さんを思う気持ちが相手にまったく通じないこともあります。こうしたジレンマに陥ると、「自分はこの仕事に向いてないかもしれない」、「一生懸命やっているのに結果が出せない。こんなはずでは……」といった不安や焦燥感にかられます。こんなとき、あなたならどうしますか？

まわりの人に相談したり、本を読んだりして、前向きになってがんばってみようと思うことでしょう。もちろん、その気持ちは大切です。でも、ただひたすらがんばり過ぎてしまうと、ある日突然、無気力におそわれることがあります。こうした状態を「燃えつき症候群」といいます。

●人間相手の仕事はむずかしい、と知っておこう

燃えつき症候群は、律儀で勤勉、志が高く、仕事に燃えている人に生じやすく、

【所属する病棟は希望できる?】

A 希望を聞いてなるべく添えるように配置を決める病院もあれば、病院側で適性を判断して配置しているところも。また、キャリアアップをはかるために、いろいろな部署へ定期的に配置転換を行っている病院もある。

医療職や教職などの人と深くかかわる職業、つまり看護師にも多く見られるといわれています。がんばることに夢中になり過ぎて、疲れだけが残ってしまう、そんな日々が続いたら要注意です。

看護は、一人ひとり違った個性を持つ人間を相手にする仕事です。赤ちゃんからお年寄りまで、病院にはさまざまな患者さんがいて、家族構成も職業も経済状態もみんな違います。対象となるすべての人を理解して、相手から信頼される看護師になることは理想ですが、それはなかなかむずかしいことです。若いうちなら、なおさらでしょう。よいことだと判断して行ったことが、患者さんに受け入れてもらえないことも出てきます。かといって、そこであきらめてしまっては看護はできません。大事なのは理想に向かって突っ走ることより、「自分にできること、できないこと」を知り、できることは実行し、できないことは学び続ける姿勢です。そうしているうちに、ある日、自分の成長に気づくことができます。

●悩みながらも働き続けられるのは……

夜勤があったり、患者さんの排泄《はいせつ》の世話をしたり、常に緊張感を強いられたりと、看護師の仕事はけっしてきれいでも楽なものでもありません。それでも、プロとして誇りを持ち、この仕事にやりがいを感じて活躍している先輩たちが大勢います。それは、「人の尊い命にかかわる仕事だから」、「自分が役に立っていることが実感できるから」、「患者さんとの心の触れ合いに充実感があるから」……と、先輩たちは語っています。肉体的にも精神的にもハードな毎日ですが、「ありがとう、の言葉が聞けたとき」、「患者さんの目標がいっしょに達成できたとき」……、このような喜びの瞬間が得られるのもこの仕事の魅力です。

また、髪をまとめるピンのコレクションを患者さんといっしょに楽しんだり、ポケットチーフのおしゃれに凝ってみたりなど、おちゃめで愉快な楽しみを持つ看護師もいます。楽しく仕事をすることも大切なポイントです。

病棟、救急の現場、地域の診療所、訪問看護など、自分に合った職場を見つけることも大事です。「なぜ看護師になりたいのか」、「初心」を忘れずに、悩みながらも一歩ずつ進んでいきましょう。

〈インタビュー2〉

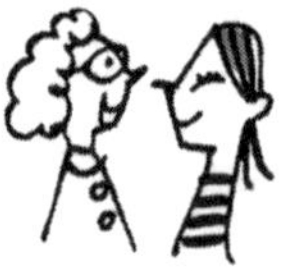

大先輩ナースにきく

自分の強みを生かし、伸ばす働き方を

話をきいた人●桃田寿津代さん（横浜総合病院副院長・看護部長）

――「看護師の仕事に興味があるけれど、自分につとまるのか不安」という声がよく聞かれます。向き・不向きというのは、やはりあるのでしょうか？

看護の道を志す人は、根本的には「人にやさしい人」です。技術的に若干劣ることがあったとしても、きめこまかな気配りだったり、患者さんに真剣に向き合う姿勢だったり、よい面を必ず持っている。光る部分を見つけて、それを伸ばすことで、すばらしい看護師に成長していけますよ。たとえば、こんな看護師がいました。病棟に配属されたけれど、患者さんから声をかけられても逃げてしまうくらい、人とのコミュニケーションがうまくとれない。そこで、患者さんを車いすでお散歩に連れていくという仕事をおもに任せたんです。追い立てられるように忙しい病棟から開放的な屋外に出たことで、彼女は心にゆとりを持って患者さんと向き合うことができるようになりました。そして、時間はかかりましたが、やがて患者さんから「気持ちをよくわかってくれる」「お嫁さんにほしい」と言われるまでに信頼され、愛される看護師になったんです。

――自分に合った環境や働き方をすることで、持ち味が生かされるのですね。

そう。看護師は離職率が高い職業と思われているようですが、「自分はこの職場に合わない」と判断して辞めることはあっても、看護師という仕事自体を辞めてしまう人はそう多くないと感じています。ほとんどの看護師は、より自分に合うスタイルを見つけて働き続けている。職場も働き方も、多様な選択肢がありますからね。たとえば、多くの患者さんにスピーディに対応していく必要がある病棟で「患者さんとじっくりかかわりたいのに、それができない」と嘆いていた看護師に、「緩和ケアの認定看護師をめざしてはどうか」とアドバイスしたこともありました。この病院を退職していった看護師たちからは、「より専門的な知識を高めるため、大学院に入りました」とか「助産師学校で学び、海外ボランティアに行きました」などといった報告をもらうこともあります。自分の目的を見失わなければ、いろいろな可能性を探っていける職業分野なんですよ。

――自分で自分の道を切り拓いていくことが大切である、と。

私は、看護師の採用をする立場にありますが、必ず注目している点があります。患者さんが安心できるような、明るい表情をしていることも大切ですが、同時に「将来の展望を持っているか」を確認しますね。これからどんな看護師をめざしていきたいのかを尋ねるんです。すごく高い目標を抱いていなければならない、というわけではありません。自分なりに、なにを目的としてこの仕事をするのか、どんな自分になっていきたいのかを考えてほしい。目標や将来ビジョンを持てている人は、壁にぶつかったとしても乗り越え成長していける人ですから、期待が持てると感じます。

――看護師として成長していくために、看護技術を高めるほか、どんな努力が必要とお考えですか？

社会の動きを知ることです。看護の対象となる患者さんは、社会で生活を送っている方々なのですから、その人たちの背景にあるものを理解してこそ、適切なケアが可能になります。だから、病院と家の往復だけ繰り返すといったように、狭い世界で過ごさないこと。いろいろな場所に行き、いろいろな人とかかわることが大切です。私もふだんから看護師たちに、新聞には必ず目を通しなさい、政治に関心を持ちなさい、経済や社会のニュースも見なさい、と伝えています。失敗をして落ち込んでいたり、「仕事がつらい」という看護師から、悩みを聞くこともよくありますが、「どんどん失敗しなさい」「つらいことはうんと経験したほうがいい」と話しています。苦労は、むしろ買ってでもしたほうがいい。それを教訓にすることで、看護師としても人としても成長していけるのです。

（取材は2012年７月）

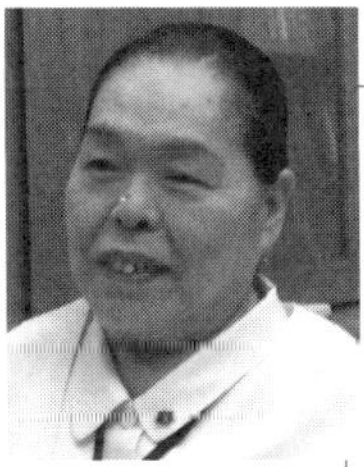

ももた　すつよ

福岡県生まれ。1968年日本医学技術学校高等看護科卒。85年横浜総合病院の看護部長に就任、2006年同病院副院長就任。08年より日本看護職副院長連絡協議会会長。

第3章

4.

プライベートタイムの過ごし方に特徴はある?

●病棟勤務は休日や仕事の終了時間が不規則

診療所の場合は、日勤のみの勤務形態で、決まった曜日に休みがとれるところがほとんどです。しかし3交代や2交代で働く病棟の場合、勤務スケジュールがローテーションで決められるので、いつでも同じ曜日に休めるとは限りません。休日はウイークデイのことが多く、また人間を相手にしている仕事なので予定の時間に勤務が終了するとは限らず、会社勤めをしている友人たちと過ごす時間がなかなかとれないのが現実です。新人のうちは交代制の勤務形態に体が慣れず、休みになると疲れをとるために眠ってばかりいるといった声もよく聞きます。

でも、仕事や勤務形態に慣れてくると、プライベートタイムの過ごし方は工夫次第。ウイークデイの休日には、ショッピングがゆっくりできる、行楽地で静かに過ごせるといったメリットを感じている人も多いようです。

過ごし方はそれぞれですが、キャリアアップをめざして勉強をしている看護師が多いことが特徴のひとつ。逆に、仕事とはかけ離れた趣味に没頭したり、スポーツでストレスを発散するといった人も目立ちます。いろいろな人との触れ合いを求めて、ボランティア活動にはげんでいる人もいます。

●積極的に勉強する人が多い

院内教育といって、勤務先で行われる新人教育やレベルアップ教育のほかに、日本看護協会などの関係団体が実施する研修や講演会に参加したり、個人で勉強会を開いたりと、現役の看護師は実によく勉強しています。

実践を通して必要性を感じ、毎日接している患者さんによりよい看護を提供し

Q【看護師にできるボランティアって?】

A 国際的なものでは青年海外協力隊。選考試験を経て派遣される。期間が長いため仕事と両立はむずかしいが、看護師の需要は大きい。身近なものでは、キャンプの看護班のリーダーや高齢者への電話ボランティアなど。

たい、自分が理想とする看護師になるためにステップアップしたい、このような気持ちでプライベートタイムを学習にあてている人が少なくないのです。

症例の知識を深めるため、専門看護師や認定看護師（P.88参照）になるため、保健師や助産師などさらにほかの資格取得にチャレンジするため、大学進学のため、視野を広げるためなど、学ぶ目的は多様です。

働きながら大学卒業の資格を得ようと、大学の通信教育を受けている人もいます。通信教育を行っている学校は数こそ多くはありませんが、短期大学、大学、大学院などがあります。看護学科はありませんが、社会福祉や法律、教育・心理などの学科があり、専門知識とともに教員免許の取得に必要な科目を履修することができます。また、放送大学で学んでいる人もいます。放送大学とは、テレビやラジオを通じて正規の大学の教育課程を受講できる通信教育のひとつです。ほかにも、海外の看護を学ぼうと、留学をめざして語学力を磨いている人もいます。

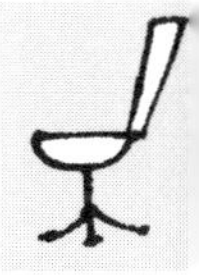

●オフタイムの充実に意欲的

とはいえ、勉強ばかりでは気が休まりません。仕事を離れ、ほかの職業の友人とおしゃべりをしたり、おいしいものを食べに行ったり、ショッピングに出かけるという過ごし方は、多くの人に共通するものです。休日はゆっくり子どもにかかわることがリフレッシュにつながるという、ママ看護師やパパ看護師もいます。

勤務中はほとんど病院の中で過ごすことから、旅行やドライブ、スキー、山登りなどを楽しむアウトドア派が大勢います。インドア派には、陶芸やフラワーアレンジメントといった自然にふれる趣味の人気が高いようです。テニスやダンスで気分転換、という人もいます。こうした趣味は仕事とは関係ないのですが、「趣味を持っていたり、いろいろなことにチャレンジしていると、患者さんとの会話がはずみます」と、気づかないうちに一石二鳥の効果を得ているようです。

●インターネットで情報交換も

近ごろはコンピュータによるデータ管理などが進み、看護師にとってもコンピュータが身近なものになってきました。インターネットによる情報収集やメール交換をするために、プライベートでパソコンライフを楽しむ看護師も増えています。個人のホームページを開設している人もいます。

放送大学

1983年、放送大学学園（文部科学省・総務省所管）が設置。５つのコースがあり、300以上の科目から学びたいものを選んで履修できる。書類選考により、入学は18歳以上ならだれでも可能。

オフタイムの充実

病院のなかには、テニスやバレーボール、ボーリング、華道、茶道などのサークル活動を積極的に展開しているところもある。

メモ 2

働きやすさの指標って何だろう？

answer

待遇や勤務形態は大事。でも、人間関係が第一のポイントかも

仕事をするのに大切なことって何だと思いますか。看護の仕事はハードワーク。それに見合った給料も欲しいし、勤務形態も選びたい。寮がなくちゃという人もいれば、院内保育園は欠かせないという人もいるでしょう。

ナースセンターの求職者データによれば、前職場の退職理由のトップは、「出産・育児・子どものため」。これらの人たちの多くが望む勤務形態は、非常勤、日勤のみ、短い通勤時間、16時までの勤務といったもの。仕事と育児を両立したいという切実な思いが感じられ、ライフスタイルに合わせた働きやすさとは何かという、ひとつの答えになっています。

また、若い人に多かったのは、「仕事内容への不満」、「他分野への興味」、「人間関係」という退職理由。ステップアップという前向きな気持ちならともかく、人間関係が理由で退職するのはちょっと気になるところです。

看護師が向き合うのは患者さんだけではありません。看護師同士はもちろんのこと、多くの医療スタッフたちとの関係も仕事のうえでは大切なところです。看護師は人間関係が複雑にからみ合う、まさにその真ん中で仕事をしているといってもいいかもしれません。

それぞれの専門職が、お互いの仕事を尊重し合い、対等の立場で意見交換できる職場は、働く人たちが皆、生き生きとしたいい顔で仕事をしています。働きやすさのポイントはこんなところにもあるのかもしれません。

●第 3 章

看護師の仕事は あなたの イメージどおり?

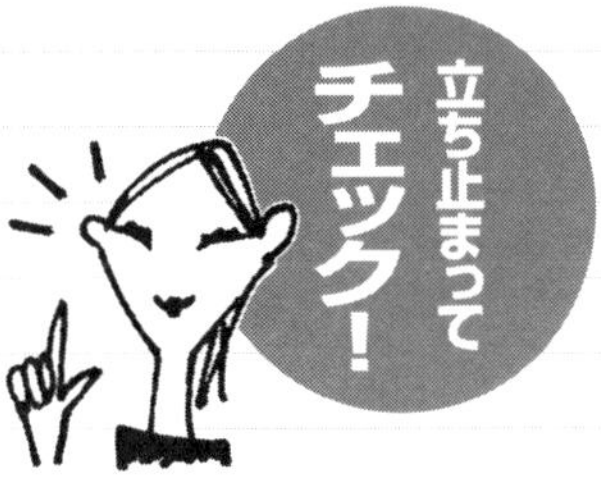

問　次のうち、正しいと思うものに○をつけてみましょう。

1　女性に向いた仕事だと思う
2　奉仕の精神が必要だ
3　夜勤ができないと看護師の仕事はできない
4　リッチな生活ができる
5　子どもができたら続けられない
6　よほどできたパートナーを見つけないと、家庭との両立はむずかしい
7　働きがい、やりがいが大きい
8　人格者でないと勤まらない
9　趣味に費やす時間はとれない
10　やる気さえあれば看護師になれる

答

1	△	長い歴史があるので女性には確かに有利。でも男性看護師の需要も伸びています。男性だからといって向いていないとはいえません。
2	×	必要なのはプロフェッショナルとしての意識。ボランティアではありません。
3	×	病棟勤務では夜勤がありますが、同じ病院でも外来などでは日勤のみのところも。また、病院以外にも働く場所は広がっています。
4	△	収入面では一般企業の会社員を上回るかもしれませんが、リッチな生活を送る時間はあまりとれないかも。そのぶん貯金ができそうです。
5	△	保育制度が不備なのは働く女性共通の悩みです。産休、育休、短時間勤務制度、保育所などの整備はむしろいいほうかも。
6	×	働き方もいろいろです。家庭のあり方もいろいろ。二人で考えれば解決策はあります。
7	○	これこそ看護師のおもしろさです。
8	×	看護師として働き続けることで、自分自身の確かな人生哲学が持てるようになります。人格者に見えるとすれば、それは結果にすぎません。
9	×	自分の時間がとれないのは新人のうちだけ。慣れれば趣味の時間も勉強の時間もデートの時間もつくれます。
10	○	もちろん大丈夫。先輩もそれで乗り切りました。

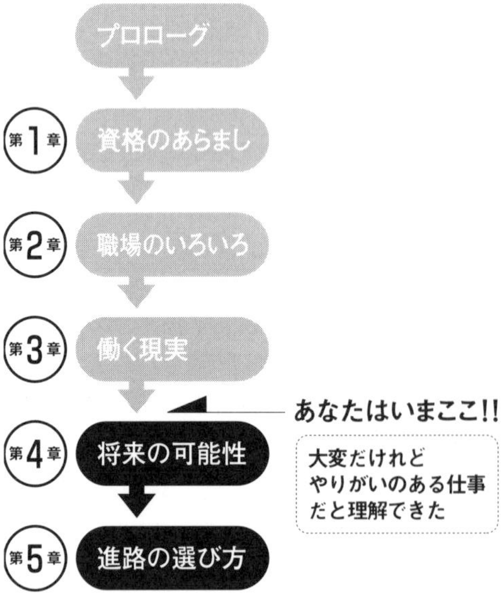
プロローグ
第1章
資格のあらまし
第2章
職場のいろいろ
第3章
働く現実
第4章
将来の可能性
第5章
進路の選び方
あなたはいまここ!!
大変だけれど
やりがいのある仕事
だと理解できた

第4章

考えておきたい将来のこと

「超高齢社会」を迎え、日本の保健・医療・福祉分野は
大きく変わりつつあります。
これからの社会で求められる
看護のあり方、看護職の役割はどのようなものになるのでしょう。
活躍の場を広げるか、特定分野に深くかかわるか、
自分の未来の姿を考えてみてください。

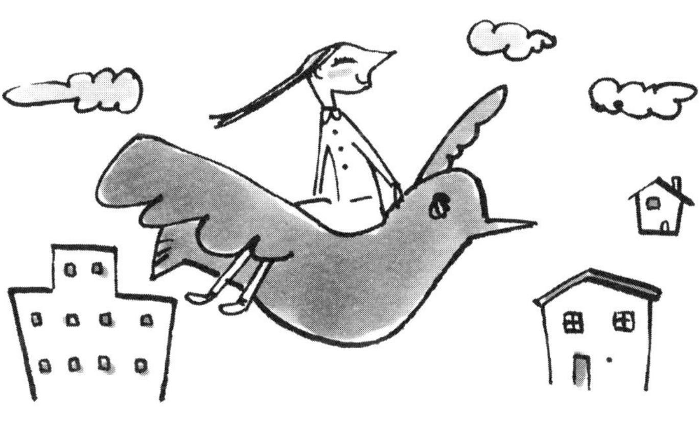

第4章

1.

地域へ、家庭へ、広がる活躍の場

●本格的な「超高齢社会」を迎えて

現在、日本では人口の高齢化が急速に進行しています。65歳以上の人口は、2010年10月1日現在で2924万6000万人、高齢化率（全人口に占める65歳以上の割合）は23.0%で5人に1人以上が高齢者です。ちなみに1950年の高齢化率は4.9%（高齢者人口411万人）でした。高齢化率が21%を超えた社会は「超高齢社会」とよばれることがありますが、今後もまだまだ高齢化は進み、2015年には26.8%となって4人に1人、2035年には33.4%で3人に1人が65歳以上になると推計されています。

高齢者人口の増加にともない、寝たきりや認知症の高齢者が増えて介護のニーズがふくらむ一方、核家族化や家族の高齢化などから介護が家族の大きな負担になったり、家庭での介護が困難な高齢者の長期入院により国民医療費が膨張したりするなどの問題が生じました。高齢者の介護に幅広い社会的支援が必要となり、在宅ケアを支えるシステムとして第2章でふれた訪問看護制度の充実などがはかられてきたのが昨今の状況です。在宅ケアが重視されるようになり、看護職のニーズは地域、家庭へと広がり、今後ますますの活躍が期待されています。

●介護保険制度は在宅重視

2000年4月より導入された介護保険制度は、健康保険と同様の社会保険制度のひとつで、40歳以上の人が保険料を納め、介護が必要と認められた人がその「要介護度」に応じて、費用の一部を負担して自らが選んだ介護サービスを受ける制度です。サービスの内容は、訪問看護、訪問介護、訪問入浴介護といった在

デイケアなどの通所サービス

「デイケア」は通所リハビリテーションのこと。同じような言葉で「デイサービス」というものがあるが、これは通所介護のこと。混同しやすいがサービス内容は違う。

宅サービス、施設に出向いてリハビリテーションなどを受けるデイケアなどの通所サービス、介護老人保健施設などに入所する施設サービスなど。また、福祉用具の貸与や住宅改修などにかかる費用にも適用され、在宅重視の考えが顕著です。これまでに3回、制度の見直しが行われ、社会保険としての体制が整いつつあります。国はかつて、「今後5か年間の高齢者保健福祉施策の方向(ゴールドプラン21)」などの計画を立てていましたが、充足されず、ホームヘルパーの増員や訪問看護ステーションの増設など、サービス体制の充実を急いでいます。

●看護の質の向上が求められている

今後の高齢者人口の増加を考えても、在宅ケアサービスのさらなる充実は必須ですが、だからといって看護職の将来が安泰とはいいきれない要素もあります。

介護保険制度では、利用者がサービスを選択して受けることが基本になっています。たとえば訪問看護サービスが受けられる状態にあっても、利用者が訪問看護の内容を認知していて、必要であると判断しなければ契約には至りません。つまり、訪問看護サービスがどういう内容で、どんな効果が期待できるのか、そういった情報を広めていく必要があります。また、看護の質を高めて利用者に信頼されるサービスを提供していくことが大切です。

介護保険制度では、介護サービスを提供する主体として、営利を目的とした民間企業の参入が認められました。多様な事業者が互いに競争することで、サービスの向上が期待されています。しかし、多くの利用者を確保しようとするあまり、従業員の就業時間や賃金などの労働環境に問題が生じている事業所が出てきて、現段階では国の期待どおりに運んでいるとはいいがたい状況にあります。

競争のなかで選ばれるのは、やはり質のよいサービスを確実に提供する事業所でしょう。地域、家庭へと看護職の活躍の場が広がっていることは確かですが、求められているニーズを的確に把握して、利用者に合ったよりよい看護の提供につとめていくことが重要です。

●ケアマネジメントの専門職「ケアマネジャー」

在宅ケアが推進されるようになって、保健、医療、福祉の各専門職の連携が重視されるようになりました。介護保険制度は、これらのサービスを一本化した初めての制度であり、保健、医療、福祉にまたがる多様なサービスのなかから、利用者にもっともふさわしいサービスの提供をサポートしていく「ケアマネジャー（介護支援専門員）」という専門職を誕生させました。

介護が必要な高齢者や家族の申請に応じてその相談にのり、要介護認定から介護サービスの計画（ケアプラン）の作成までかかわり、利用者と事業者間の連絡調整も行うのがケアマネジャーです。在宅ケアを支えるかなめであり、もともと看護職が訪問看護活動や地域保健活動のなかで行ってきたことと類似しているので、看護職にもふさわしい仕事であるといわれています。多くの看護職が資格取得に挑戦していて、2011年までに実施されたケアマネジャーの実務研修受講試験の合格者のうち３人に１人が看護職でした。

この資格は任用資格であり、ケアマネジャーの配置が必要な事業所（指定居宅介護支援事業所）や介護保険施設などに所属して初めて生かせるものです。実際にケアマネジャーとして活躍している看護職の人数は定かではありませんが、利用者の立場に立って必要なサービスを効率よく計画する判断力、保健、医療、福祉の専門職をまとめるマネジメント力をつけて、看護職のケアマネジャーが在宅ケアをリードしていくことが期待されています。

●生涯を通じた健康づくりを担って

今後の「超高齢社会」を担う看護職の役割としては、介護を要する高齢者を対象にした在宅ケアに限らず、寝たきりや病気の予防という観点から、介護を必要としていない人々の健康を守ることも重要になります。50年後に高齢になる人たちの健康管理にも目を向けると、若いうちから生涯を通じた健康づくりに取り組むことが必要です。そのためには、保健、医療、福祉の相互連携をさらに深め、より積極的に地域の人々にかかわり、心身の健康増進や病気の予防をはじめ、健康に暮らせるまちづくりやサービスシステムの構築など、幅広い視点を持って地域住民の健康づくりを進めていくことが大変重要です。

指定居宅介護支援事業所

居宅での介護支援サービスを提供する事業所のこと。介護支援サービスとは、ケアプランの作成や介護サービスの調整などをいう。指定を受けるためにはケアマネジャーを置かなければならない。

介護保険施設

介護保険の給付の対象となる施設で、指定介護老人福祉施設（特別養護老人ホーム）、指定介護療養型医療施設（療養型病床群など。2017年度末まで廃止期限が延長されている）、介護老人保健施設がある。

メモ

MEMO

3

周辺職種とはどうかかわっているの?

answer

医療・福祉分野のいろいろな専門職と連携しています

病院では医師、臨床検査技師、薬剤師、診療放射線技師などの複数の専門職とかかわり、看護師は他職種との調整をはかるコーディネーター的な役割も果たします。身近なところには看護助手とよばれる人たちもいます。看護助手は看護師の国家資格を持たないので、行える範囲の患者さんのケア、病室の整理といった周辺業務に従事しています。また、大きな病院などでは医療ソーシャルワーカーを置くところも増えてきています。医療ソーシャルワーカーは、退院後の在宅ケアの調整や医療費の支払いなど、患者さんの立場に立った支援を行います。

社会福祉施設や介護保険施設、在宅ケアの現場でもさまざまな専門職が連携しているので、施設では随時会議を開いて情報を共有し、同じ目標に向かってそれぞれの専門技術を提供していきます。介護保険による在宅ケアサービスでは、訪問看護師は利用者のかかりつけ医と連携しながら利用者に合った看護プランを立て、ほかの専門職とともに提供するサービス内容を調整します。

施設ケアや在宅ケアにかかわっている看護師以外の職種は、医療職ではおもにリハビリテーションの専門家である理学療法士や作業療法士、福祉職では福祉に関する助言・指導をする専門家の社会福祉士、高齢者や障害者の入浴や排泄《はいせつ》、食事などの介護の専門家である介護福祉士、介護や家事援助を行うホームヘルパーなどが活躍しています。医療ケアを行えるのは医療職だけですが、介護や家族へのアドバイスなどは医療・福祉職のどちらも行うので、サービスが重複しないよう調整をはかることも大切です。

ルポ❼

取材先◎北杜市役所市民部介護支援課 地域包括支援センター
しごと◎行政保健師

コーディネーター的立場で人々の健康な生活を守り、「支え合う」意識を地域に広げる

「要介護度」が上がらないよう、症状悪化を未然に防ぐ

高齢化が進む日本。特に地方都市ではその問題が深刻化している。高齢になると、体の自由がきかなくなったり、認知症を発症する人も多いが、入所できる施設の数は限られている。いずれの自治体でも、自宅で生活を続けられるための支援が課題となっている。在宅での介護体制の整備はもちろん、前段階として、介護が必要な体になるのを未然に防ぐための取り組みが行われている。

具体的にはどんな活動がなされているのか、山梨県北杜《ほくと》市役所を訪ねた。山々に囲まれ、豊かな自然が残るのどかな町。人口は約５万人で、65歳以上の高齢者は３割に達する。市の介護支援課・地域包括支援センターには10人の保健師が所属する。今回は、この地域で30年近く保健師をつとめる浅川享子さんの活動を追った。

朝９時半、車に乗り込んで向かうのは「要支援者」のお宅。要介護認定で「要支援１～２」とされた、施設に入所しての介護サービスは受けられない人々だ。さらに悪化して要介護度が上がるのを防ぐため、定期的に訪問し状況を確認する。

今日訪問するのは、一軒家で一人暮らしをする上條《かみじょう》ゆり子さん(98歳)。持病や認知症はないが、足腰が弱り、歩行が困難となっているため、デイサービスを週２日利用している。浅川さんが訪問するのは、３か月に１度のペースだ。

「おはようございます、お変わりはないですか？」。玄関を入ると、あいさつをし

北杜市役所市民部介護支援課 地域包括支援センター●DATA

山梨県北杜市。北杜市は山梨県北西部に位置。北巨摩郡に属していた７町村が合併し、2004年11月に発足した。06年小淵沢町も編入。人口４万9314人（2010年２月現在)。介護支援課は地域包括支援センターも含め職員総数19人。うち保健師10人（主任ケアマネジャー含む)、社会福祉士２人、事務職５人。

つつ、上條さんの動きや顔色を見て健康状態をチェックする。上條さんは、浅川さんの来訪がよほどうれしいようで、居間に腰をおろしたとたん、せきを切ったように話を始めた。近所の人と最近話したこと、食事のメニューのこと、日課の体操のこと……。手足を動かして見せ、「足は第二の心臓だから大事。つま先をもんだり、交差させたり。ほら、これを100回やるの」と笑う。浅川さんは終始うなずきながら、笑顔で耳を傾けている。

●追いかけた人

浅川《あさかわ》享《きょう》子《こ》さん／1962年山梨県生まれ。83年山梨県立高等看護学院看護学科卒、84年同保健婦学科卒。北巨摩郡長坂町役場に入職し、町村合併を経て2004年11月より北杜市役所に勤務。

「上條さんには教わることが多い。意欲や挑戦心に、私のほうが励まされます。健康を保つ秘訣をうかがうと、ほかのお宅で話すんです。こんな工夫をしている人がいて、100歳近くになっても元気なんだよ、って。『こういうことをしましょう』と指導するより、同じ地域に住む人の具体的なエピソードを話すほうが納得してもらいやすい。いいお手本になってくださって、助かっています（笑）」

ずっと話し相手になっていたいが、次の予定も詰まっている。浅川さんは「家の中をどんなふうに移動しているか、見せてもらえますか」と声をかけた。歩行補助具を使い、居間〜台所〜廊下と歩いてみせる上條さんに「どうやってUターンするんですか？」「つまずくところはない？」などと尋ねる。転倒の危険性など、いまの生活習慣に問題がなさそうであることを確認すると、訪問を終えた。

支援を行う各種専門家たちのコーディネーターとして

要支援者をサポートするにあたっては、各専門施設・専門家との連携が欠かせない。介護サービス事業者、訪問看護ステーション、医療機関、介護予防プログラムの委託事業者などだ。対象となる要支援者の情報を共有し、変化が見られれば、新たな対応策を検討する。

一方、日々寄せられる新規の相談にも対応する。新規の相談が増えるのは、正月、ゴールデンウィーク、盆などのお休み明け。離れて暮らす息子・娘が長期休暇で帰省した際、年老いた親の変化

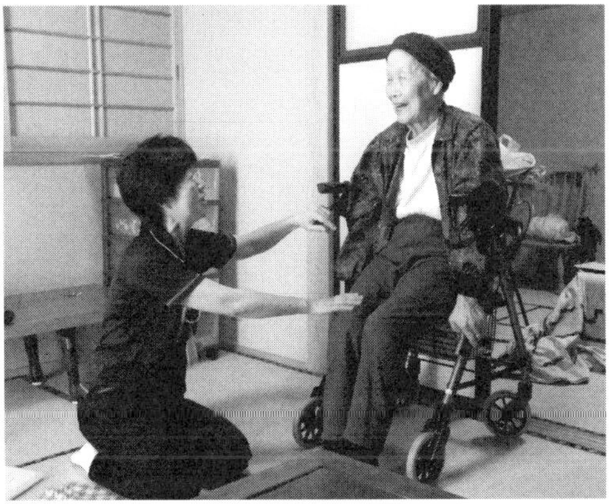

訪問先では、気がねのないやりとりが続く

に気づき、心配して相談を寄せるケースが多いという。また、農作業のシーズン中は屋外に出て、体もよく動かすが、冬は閉じこもりがちになり、心身に変調をきたすこともあるそうだ。

相談を受けたら、後日訪問して本人の状態を調べ、家庭環境も確認。各種支援サービスのなかから最適と思われるものを提案し、支援を実行する専門家たちをコーディネートする。

介護予防につながるさまざまなプログラムを設け、参加を呼びかける

また、すでに症状が表れている人だけでなく、「これから発症する可能性がある人々」に対しても、予防のためのアプローチを行っている。65歳以上の住民すべてに、日常生活に関するアンケート調査を実施。たとえば、運動量が少ない人には、運動指導士がトレーニング方法を指導する「筋力元気あっぷ事業」への参加をすすめる。ほか、「いきいき運動教室」「脳の健康教室」「ふれあい広場」など、さまざまな角度から介護予防につながるプログラムを用意し、利用を呼びかける。これらの事業を企画するのも、保健師の仕事。こうした取り組みが要介護者の削減につながり、北杜市の介護保険料は全国でも低い水準に抑えられている。

「『これなら参加してみたい』と、意欲を持って行動に移せるよう、なるべく多くの選択肢をつくっていきたい。自分が企画したプログラムを利用した方々が、元気になって生き生きしているのを見るとうれしいですね」

生活に張りを持たせるためにも、人や社会と交流を続けることは大切だ。家に閉じこもらずにどんどん外に出ていくのが望ましいが、土地柄、気分転換に出かけるにしても、移動手段として車が欠かせない。運転ができない人はますます外出の機会を失い、足腰が弱り、寝たきりになるなどの悪循環を生み出す。

そこで、介護予防・日常生活支援総合事業のひとつとして、「通所型予防サービス『ふれあい処』」の設置も進めている。各地域に、ぶらりと歩いてお茶を飲みに行き、人と交流できる拠点をつくるというものだ。設置マップを見せてもらうと、「地域サロン　そら」「茶のみ処いずみ」「寄り合所　ふれあい牧」といった施設が広い地域に点在している。運営するのは、デイサービス事業所、NPO法人、個人のボランティアなどさまざま。利用料も数百円と手軽だ。まだまだ拠点数は

ある日の浅川さん

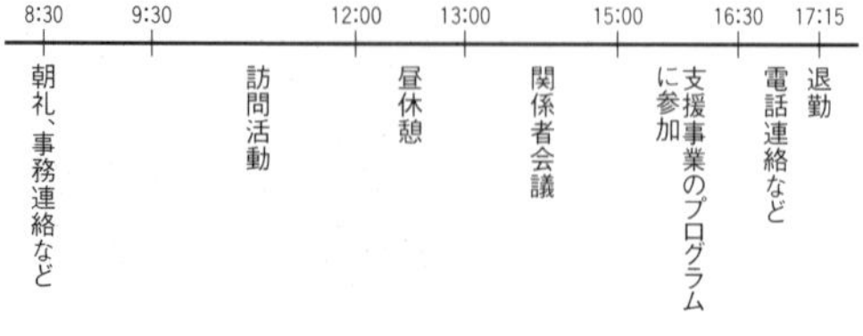

少ないが、今後も増やしていき、利用を促進したいと考えている。

「みんなで支える」という意識を、地域全体に広げていきたい

「お年寄りが地域で安全に、安心して健康に暮らすためには、地域をあげてのサポートが必要。さきほど訪問した上條さんも、家に灯りがついていないと近隣の人がようすを見に行くなどして、気にかけてくれているので安心なんです」

浅川さんが担当する区域は、東京23区と同程度の広さ。遠いところでは移動に30分以上かかり、頻繁に訪問してようすを確認することはできない。だからこそ、近隣住民の「目配り」と「気配り」が頼りになる。新たに支援を開始する人がいると、近隣の駐在さんやお店などに声をかけ、「見守り」を依頼するという。また、飲食事業者に対しては、食事を届ける際の安否確認を依頼したり、緊急時の連絡体制をしくなどして協力を得ている。

地域全体で高齢者を支えるために、広い年代に向けての啓発活動も行う。この日の午後は、中学校で１年生を対象とした「認知症サポーター養成講座」を開催。「認知症サポーター」とは、「認知症について理解し、認知症の人や家族を見守る人」を指し、講座を受講すればだれでも名乗ることができる。

今回の講師は、浅川さんの同僚の保健師である保坂由里子《ほさかゆりこ》さん。スクリーンに図表や映像を映しながら、認知症の症状のほか、認知症の人に対する誤った対応法、望ましい対応法を解説する。生徒たちは雑談することもなく、じっと聞き入っている。しめくくりに、保坂さんは「環境やまわりの人の接し方次第で、認知症はよくもなるし悪くもなるんです。地域で支えるという気持ちを持ってもらいたいと思います」とメッセージを送った。講座終了後は、認知症サポーターのしるしであるオレンジ色のリストバンドが全員に配られた。

浅川さんは保健師として、「地域の人々をつなぐ」役割を強く意識している。

「要支援者と家族が孤立した『点』だとすれば、近隣住民や専門家といった人々と『線』でつなぎ、さらに地域全体という『面』でのサポートにつなげていく。それが目標です」　（取材は2012年６月）

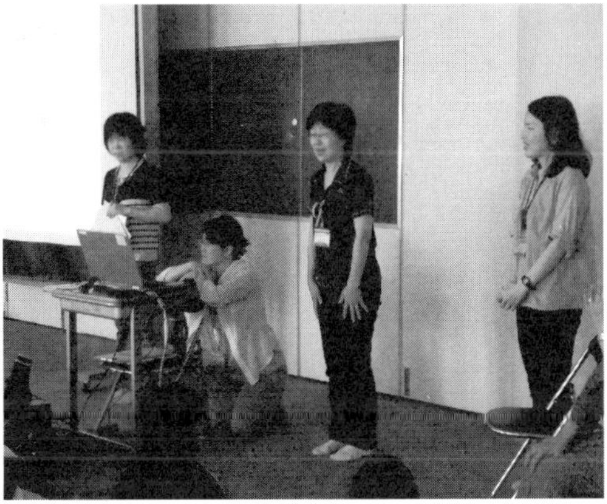

次回の講座では、講師をつとめる予定

第4章

2.

進む専門分化

●高度化する医療に対応して

かつては治療が不可能とされていた病気に有効な療法が開発されたり、より効果的な薬が生み出されるなど、医療技術は年々進歩し、高度化、細分化が進んでいます。また、高齢化にともない慢性疾患を抱える人が増加するなど、人生80年といわれる現在、人々の健康問題は多様化しています。

医療を取り巻く環境が高度化、多様化へと変化するなか、看護の果たす役割はますます重要性を増し、地域へ出て訪問活動を行うといった活動の場の広がりとともに、特定の看護分野において専門的な知識や技術を深めたスペシャリストが登場して活躍するといった内容の専門分化も進んでいます。

●日本看護協会がスペシャリストの認定制度を実施

特定分野のスペシャリストとは、たとえば救急の患者さんを対象とするICU（集中治療室）で緊急を要する看護活動、がん特有の痛みを緩和するケアなど、それぞれのニーズに対応する高度な知識や技術をもって看護にあたる看護職をいいます。こうしたスペシャリストの育成や看護の専門分化はアメリカでは早くから取り組まれ、全般的な看護を行う力を持ったジェネラリストであるうえに、特定の患者さんに対して質の高いケアを提供できる力を備えたスペシャリストとしてさまざまな分野で活躍しています。

日本でも1996年から、日本看護協会がこのようなスペシャリストを養成して、より水準の高い看護を提供しようと、「専門看護師」と「認定看護師」を認定する制度を実施しています。これらは国家資格ではありませんが、看護師の国家資格を取得した能力をベースにしてさらに研鑽《けんさん》を積み、特定分野において優れた実践能力を持つ看護師をその分野のスペシャリストとして認定する制度になっています。

審査はかなり厳しいものですが、専門看護師795人（2012年９月現在）、認定看護師１万875人（2012年８月末現在）が認定されて、それぞれの職場で大きな役割を果たしています。

●専門看護師はこれまで10分野で795人

日本看護協会では専門看護師を、「複雑で解決困難な看護問題を持つ個人、家庭及び集団に対して、水準の高い看護ケアを効率よく提供するための、特定の専門看護分野の知識及び技術を深めた者をいう」と位置づけています。

現在、専門看護分野と特定されているのは11分野あり、実際に専門看護師が誕生している特定分野と人数は次のようになっています。「がん看護（327人）」「精神看護（116人）」「地域看護（23人）」「老人看護（41人）」「小児看護（73人）」「母性看護（38人）」「慢性疾患看護（63人）」「急性・重症患者看護（85人）」「感染症看護（15人）」「家族支援（14人）」。このほか、2012年５月に「在宅看護」が新たに加えられ、今後認定が開始される予定です。

具体的な役割は各特定分野における以下の６点です。臨床のエキスパートであるとともに、教育者、研究者であることが求められます。

・個人、家族および集団に対して卓越した看護を実践する（実践）
・看護者を含むケア提供者に対しコンサルテーションを行う（相談）
・必要なケアが円滑に行われるために、保健医療福祉に携わる人々の間のコーディネーションを行う（調整）
・個人、家族および集団の権利を守るために、倫理的な問題や葛藤の解決をはかる（倫理調整）
・看護者に対してケアを向上させるために教育的役割を果たす（教育）
・専門知識、技術の向上、開発をはかるために、実践の場における研究活動を行う（研究）

「専門看護師」認定のシステム

■受験資格
以下の３つの条件を満たしていること
1. 日本国の保健師、助産師、看護師のいずれかの免許を所有していること
2. 看護系大学院修士課程を修了。所定の単位を取得していること
3. 実務経験が通算５年以上。うち通算３年以上は特定分野であること

■認定審査
１次審査…書類審査
２次審査…筆記試験

■認定の更新
５年ごとに実績報告書などを提出して審査を受ける

修士課程

大学院は大学の後教育機関で、教育・研究者などの育成を目的としたもの。２年の修士課程とその上に置かれる博士課程がある。

●専門看護師になるには修士課程修了と実務経験が必要

保健師、助産師、看護師のいずれかの免許を有し、看護系大学院修士課程修了者で専門看護師教育課程基準の所定の単位を取得した者を対象としています。修士課程を修了しても所定単位に満たない場合は、必要な単位をさらに取得しなければなりません。なお、専門看護師教育課程のある大学院は現在76あります。そのほか、看護の実務経験が通算５年以上、そのうち通算３年以上は認定を希望する特定分野の経験であることが必要です。

認定は、書類審査（１次審査）と筆記試験（２次審査）により行われ、日本看護協会が毎年１回実施しています。合格者には専門看護師の認定証が交付されます。専門看護師のレベル保持のために更新制度が設けられており、５年ごとに更新審査を受けなければなりません。

●認定看護師は現在１万875人が各分野で活躍

日本看護協会では、認定看護師を「特定の看護分野において、熟練した看護技術と知識を用いて、水準の高い看護実践のできる者をいう」と位置づけています。専門看護師と比べると、認定看護師の人数は多いのですが、こちらも一定の教育が必要です。

認定看護分野として特定されているのは21分野で、その特定分野と人数は次のようになっています。

「救急看護（739人）」「皮膚・排泄《はいせつ》ケア（1778人）」「集中ケア（750人）」「緩和ケア（1295人）」「がん化学療法看護（1007人）」「がん性疼痛看護（638人）」「訪問看護（333人）」「感染管理（1611人）」「糖尿病看護（438人）」「不妊症看護（121人）」「新生児集中ケア（287人）」「透析看護（151人）」「手術看護（235人）」「乳がん看護（188人）」「摂食・嚥下障害看護（373人）」「小児救急看護（159人）」「認知症看護（262人）」「脳卒中リハビリテーション看護（290人）」「がん放射線療法看護（103人）」「慢性呼吸器疾患看護（57人。2012年から認定開始）」「慢性心不全看護（60人。2012年から認定開始）」。

それぞれの特定分野において、認定看護師は次の３つの役割を担っています。

・個人、家庭および集団に対して、熟練した看護技術を用いて水準の高い看護を

実践する（実践）

・看護実践を通して他の看護者に対して指導を行う（指導）

・看護者に対しコンサルテーションを行う（相談）

●認定看護師になるには実務経験を経て6か月以上の教育を受ける

保健師、助産師、看護師のいずれかの免許を有し、看護の実務経験が通算5年以上、そのうち通算3年以上は認定を希望する特定分野であることが必要です。そして、定められた教育機関の入学選抜試験を受けて入校し、6か月・615時間以上の教育課程を受講。修了後、認定審査に合格すると認定証が交付されます。

認定後、レベルを保つために5年ごとに更新審査が行われます。5年間の看護実践時間が2000時間以上であること、自己研鑽を行っていることなどが更新の条件とされています。

●スペシャリストをめざすなら教育を受けやすい環境を選びたい

専門看護師になるには、看護系大学院への進学が必須です。しかし、現在活躍中の専門看護師には、大学卒業後に現場を体験してから大学院に進んだ人もたくさんいます。そうした進路も選択肢のひとつです。

専門看護師も認定看護師も、就職してキャリアを積んで審査を受けることになります。認定看護師は所定の機関における6か月以上の教育期間が必要なので、勤めていた病院を退職して受講する人もいます。

病院によっては、こうした教育に支援制度を設けていたり、休職扱いにしてくれるところもあるので、就職先を選ぶ条件に加えておくといいでしょう。

「認定看護師」認定のシステム

■受験資格

以下の3つの条件を満たしていること

1. 日本国の保健師、助産師、看護師のいずれかの免許を所有していること
2. 実務経験が通算5年以上。うち通算3年以上は特定分野であること
3. 所定の教育機関の認定看護師教育課程を修了していること

■認定審査

筆記試験

■認定の更新

5年ごとに実績報告書などを提出して審査を受ける

■認定看護分野（2012年8月末現在）

救急看護
皮膚・排泄ケア
集中ケア
緩和ケア
がん化学療法看護
がん性疼痛看護
訪問看護
感染管理
糖尿病看護
不妊症看護
新生児集中ケア
透析看護
手術看護
乳がん看護
摂食・嚥下障害看護
小児救急看護
認知症看護
脳卒中リハビリテーション看護
がん放射線療法看護
慢性呼吸器疾患看護
慢性心不全看護

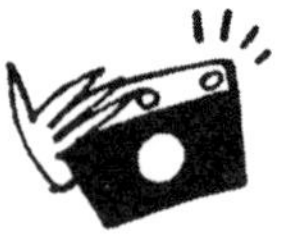

ルポ⑧

取材先◎西埼玉中央病院
しごと◎感染症看護専門看護師

組織を横断して活動し、高度な専門知識を駆使して問題解決をはかる

「エビデンスを生み出すためのスキルが必要」と考え、大学院へ

埼玉県所沢市にある西埼玉中央病院。ここには、８人の専門看護師と認定看護師が専用で使う「看護ケア推進室」がある。迎えてくれたのは坂木晴世さん。袖に「Certified Nurse」の文字がつづられた、紫色の専用ユニフォームを身につけている。坂木さんは、感染症看護専門看護師・感染管理認定看護師の資格を持ち、感染症にかかわる対策と実践を一手に担っている。

坂木さんが専門看護師の道に進んだのは、同病院の病棟でICT（インフェクションコントロールチーム＝感染制御チーム）のメンバーになったのがきっかけだった。外部の研修やセミナーで知識を身につけ、感染管理認定看護師の資格を取得したものの、既存のガイドラインやエビデンスだけに依存した実践に限界を感じたという坂木さん。「臨床現場からエビデンスを生み出すスキルが必要」と感じ、いったん退職。非常勤で感染管理を担当しながら大学院で学び、感染症看護専門看護師の資格を取得すると同時に同病院に再就職した。

専門的な視点から医療現場を支え、院全体の感染防止意識を高める

坂木さんが担う大きな役割のひとつは「病院全体を感染症から守る対策」。感染症の患者さんが入ってきたとき、院内に感染が広がらないよう予防する。もうひとつは「個々の患者さんへの対応」。検査結果から感染の疑いが持たれる患者さんに関して、適切な処置が行われているかの評価、指導を行う。

独立行政法人国立病院機構　西埼玉中央病院●DATA

埼玉県所沢市。1973年、２つの国立病院の統合により発足。病床数325床、１日平均の患者数は入院245人、外来約500人。スタッフの総数は約480人で、うち医師は51人、看護師は284人。がんの診療、成育医療、内分泌・代謝疾患の診療、エイズ診療を担う専門医療施設として位置づけられている。

●追いかけた人

坂木晴世《さかきはるよ》さん／1970年山口県生まれ。92年国立西埼玉中央病院附属看護学校卒。病棟看護師として勤務後、国立看護大学校、東京大学大学院で学び、専門看護師資格、保健学博士号を取得。

この日の午前、外科病棟では一斉回診が行われた。病棟医を中心に、院長の池内健二《いけうちけんじ》先生、看護師長、看護師２人、そして坂木さんというメンバーで28の病室をまわり、患者さんのようすを確認していく。「痛みはどうですか」「熱は下がりましたか」などと声をかけながら術後創（傷跡）を見る医師と看護師の後方で、坂木さんは基本的に黙って見守っていた。その目は、医師たちとは異なる点に注目している。患者さんに対しては、術後創の状態を見て感染症発症のおそれはないか。スタッフに対しては、感染症を防ぐという観点でガーゼやテープなどの使用法が適切か、手指《しゅし》衛生に問題はないかなどをチェックする。問題点が見つかれば、「LINK（リンク）ナース」に伝える。LINKナースは各病棟に１人ずつ置かれ、ICTのメンバーとして、坂木さんと現場をつなぐ存在だ。

ICTでは、定期的に病棟ラウンドを行っている。院内の備品や消耗品の管理状態や医療廃棄物の処理状況などをチェックするほか、特定抗菌薬などを使用している患者さんに対して適切な方法がとられているか、医師が処置しても改善が見られない複雑な症状の患者さんに感染症の疑いはないかなどを確認してまわるのだ。ラウンドメンバーは、坂木さんをはじめ、ICD（インフェクションコントロールドクター＝感染症対策専門医）である池内院長、高度な感染管理能力を持つと認定された臨床検査技師、感染管理認定看護師、薬剤師など。ふだんは坂木さんが独自にラウンドしてチェックしているが、職種が異なれば視点も変わり、新たな問題点や改善策の発見につながる。

この日の午後は、メンバー４人で循環器科と脳外科の病棟ラウンドを行った。まずは、ナースステーションまわりの設備から開始。もっとも注意して目を光らせるのは、手指衛生の実施状況だ。手を洗ったり、アルコール製剤を手指に擦り込むといった衛生手法は、感染対策としてもっとも重要で効率的。職員の意識を高め、適切な手指衛生を習慣づける

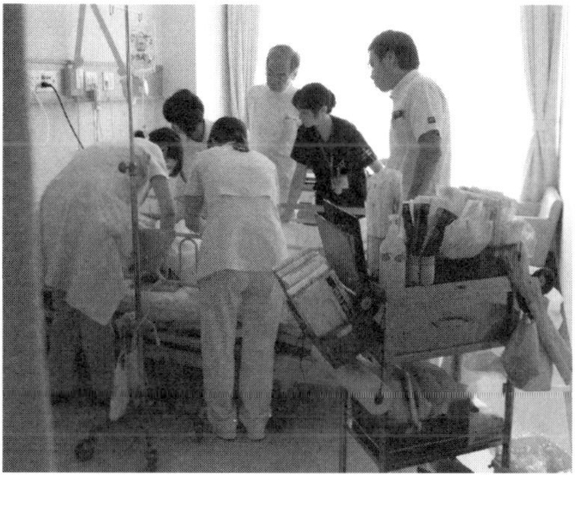

患者さんの状態だけでなく
スタッフの動きも観察

ことが課題となっている。そこで、勉強会や演習を行うだけでなく、アルコール製剤のボトルに残量をマーキングし、定期的に使用量を確認。患者数に対して適正な量が使われているかを分析し、現場スタッフにフィードバックしている。ICTの来訪に応対した看護師は、「うわー、見られてるよ～。こわいよ～（笑）」とおどけてみせながらも、緊張を感じているようす。坂木さんがその場にいて、視線を巡らせる。それだけで、現場スタッフの気が引き締まり、感染リスクの軽減という成果につながっているようだ。

このほか、洗浄室、洗濯場、廃棄物置き場、トイレ、リネン類の棚などを見てまわり、清掃状態や臭気、備品の管理方法をチェック。問題があればスタッフに伝えるが、この日は問題点を発見することなくラウンドを終えた。ラウンド活動を開始した当初に比べて、スタッフの衛生への意識は確実に高まっている。

院内各部署から相談を受け、組織を横断して活動

専門看護師の「専門」という言葉に対し、「特定された狭い範囲」での活動をイメージする人も多いかもしれない。しかし実際には、坂木さんがかかわる領域は広範囲にわたっている。感染症に関する問題はすべての診療科で発生するが、この病院には感染症治療の専門医はいない。そのため、「感染」がキーワードとなる案件については、医師も含め、病院中から坂木さんに相談が寄せられるのだ。

数日前の例では、「下痢と高熱の症状の患者さんがいるが、１か月前に海外に滞在していたらしい」という連絡を受けた。病棟に駆けつけてヒアリング調査と検査データの分析を行い、脳症につながる感染症である可能性を考え、専門医がいる病院への移送を手配した。このように医師から相談を受けて感染症への対応を行うこともあれば、「虫が入ってきた」「犬にかまれた」などという連絡を受け、指導を求められることもある。「よろず相談所なんですよ」と、坂木さんは笑う。

坂木さんのPHSはひっきりなしに鳴り、廊下を歩いていると、すれちがう看護師や医師たちから頻繁に呼び止められる。院内での坂木さんの存在感の大きさがうかがえる。院内を横断して活動しているため、どこでどんな人が働いているかを把握している坂木さん。自然と「その問題ならこの人に相談するといいよ」といった橋渡し役もつとめるようになった。

ある日の坂木さん

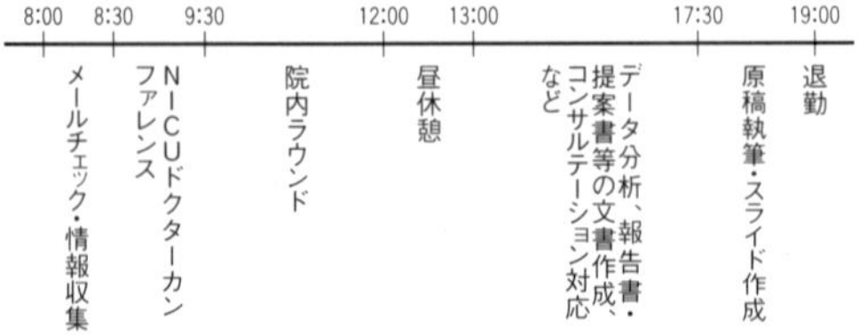

「感染以外の相談もよく受けます。専門性とは関係なくても、役に立っていると感じるとうれしい。私、実は人見知りで、本来、人前で話すのは苦手なんですけどね……ユニフォームを着ているとなぜか平気（笑）」

スタッフたちから厚い信頼を寄せられている坂木さんだが、同病院初の認定看護師・専門看護師として活動を始めたばかりのころは、「なにをしてくれる人？」「どう活用すればいいの？」と、皆とまどったという。だれからもなにも指示されない、業務マニュアルもないなかで、自分で仕事をつくり出す毎日。院長先生からは「活動については信頼しているので任せている」と言われていたため、自分が必要だと思うことを決めて、試行錯誤を繰り返しながらも一つひとつ実行していった。いまでは、黙っていても向こうから相談が降ってくる。そして、相談や要望を受けたのを機に、「そういう取り組みも必要なんだ」と気づくこともある。

「坂木晴世という専門看護師を、病院の人たちみんなによって創り上げてもらっている。そんな感覚を覚えています」

院外からの相談や要請にも対応。専門知識を生かして地域に貢献

坂木さんの活動は院内にとどまらない。ノロウイルスやインフルエンザへの対応に苦慮する介護施設、地域の小病院、保健所、小学校など、外部のさまざまな施設や機関からアドバイス・指導を請われることも多い。2009年、新型インフルエンザが爆発的に流行し、社会に混乱を招いた。これを機に、医療関係者はもちろん、一般市民にも感染症防止への意識が高まっているようだ。研修会やセミナーの開催が増え、坂木さんは講師として招かれる。また、都内の大学院で感染症のコースが新設されるにあたり、カリキュラムの作成なども手がけているという。

これら院外での活動は、基本的に業務時間外に行う。プライベートの時間をさくことになるが、多方面から頼りにされるのは高度な専門性を持つ人材ならではのこと。「自分自身の研鑽《けんさん》も怠らず、人の役に立つ仕事を続けていきたい」と語る坂木さんの言葉には、スペシャリストとしての強い使命感と誇りが感じられた。

（取材は2012年7月）

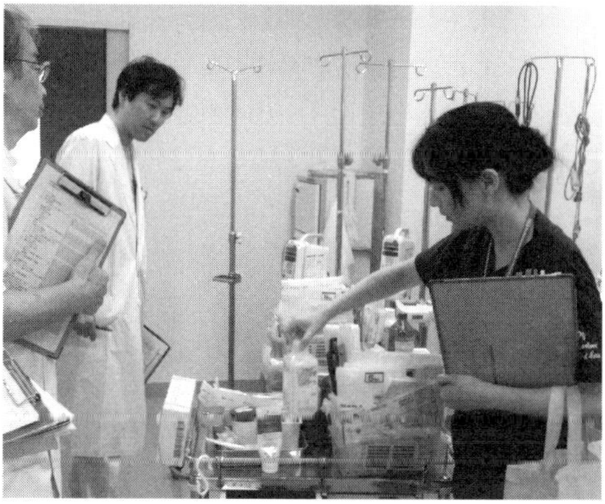

感染防止の視点で、備品・消耗品をチェック

第4章

3.

さらにこんな将来も

●キャリアアップの方向はさまざま

専門看護師や認定看護師になるほかにも、キャリアを積んだその先にはいろいろな可能性が広がっています。ここでは、保健師や助産師、養護教諭の資格を取得して活躍の場を広げる道、師長になって病院の看護チームを率いる道、また、ケアマネジャーやリスクマネジャーといった、看護師にふさわしい介護・医療分野の役割を紹介します。

●保健師、助産師、養護教諭になる

看護師の資格を取得すると、同時に保健師、助産師資格を取るための養成機関の受験資格が得られます。また、養護教諭の資格が取りやすくなります。複数の資格を持っていれば仕事の幅が広がりますし、なにより看護の知識が深められます。それぞれの仕事の特徴には第1章などでふれたので、ここでは具体的な取得方法を見てみましょう。

保健師：養成機関を卒業して保健師国家試験を受けます。看護師資格の取得者または看護師学校卒業者の場合、養成機関は保健師学校、または短期大学の専攻科（どちらも1年制）です。4年制大学の看護学科では従来、卒業と同時に看護師と保健師の国家試験の受験資格が得られましたが、2011年度より大学ごとの選択制が導入され、保健師の教育課程を廃止したところもあります。

助産師：看護師資格取得後または看護師学校卒業後、1年制の養成機関（助産師学校または大学・短期大学専攻科）で学び、助産師国家試験を受けます。保健師資格と異なり、受験できるのは女性に限られています。4年制大学の看護学科で

保健師
2010年末現在の保健師の就業者数は5万4289人。

助産師
2010年末現在の助産師の就業者数は3万2480人。

は、助産師養成カリキュラムが履修でき、受験資格が得られるところもあります。
養護教諭：看護師資格の取得者は、養成機関（大学の教育学部特別別科と一部の保健師養成校。修業年限１年）を修了することで養護教諭１種免許を取得できます。保健師資格を持っていて、所定の単位を取得していれば、申請により養護教諭２種免許が取得できます。また、看護師、保健師でなくても、文部科学大臣の認定を受けた４年制大学で所定の科目を修得して卒業すれば１種免許が取得できます。国公立の小中高校で働く場合、免許を取得したうえで国や各自治体が行っている教員採用試験に合格することが必要です。養護教諭は欠員が出にくく採用人数が少ないため、この試験はかなり難関となっています。

●師長として現場統率に手腕を発揮

病院で、主任、師長へとステップアップしていく道もあります。多くの病院では経験年数や立場に応じた院内教育を実施しているので、師長になるにはこうした場で、組織におけるリーダーの役割や病院全体の運営、機能、経営についてなど、管理者としての知識を学ぶことが必要です。また、判断力や行動力を磨き、統率力や包容力といった人間性を高めて周囲の信頼を得ることも大切です。

師長の仕事は、患者さんと家族のケアはもちろん、安全管理、業務管理、スタッフのスケジュール調整、そして必要に応じた助言や手助けなど多岐にわたり、神経も使うハードなものですが、それに見合うだけのやりがいや喜びがあるはず。若い看護師の成長に感動する日もあるでしょうし、第一線に立って能力をフルに発揮していく日々にはトップにしか味わえない醍醐味《だいごみ》があるでしょう。

師長になるための病院以外での研修として、日本看護協会が「認定看護管理者制度」を設けています。これには、ファーストレベル、セカンドレベル、サードレベルの３段階があり、同協会の認定審査を通ると、「認定看護管理者」として認められるというもの。認定を受けたあとも看護管理の実践と自己研鑽《けんさん》が求められ、５年ごとの更新が必要となります。

認定看護管理者教育・認定システム

保健師、助産師、看護師いずれかの日本の免許所有者

↓

実務経験５年以上

↓

- ●認定看護管理者教育課程修了（ファーストレベル・セカンドレベル・サードレベル）
- ●看護部長あるいは副看護部長（１年以上）で、過去に20日間以上の看護管理研修の受講者
- ●管理経験３年以上を有し、大学院で看護管理または管理に関する修士号取得者
- ●看護系大学院で看護管理を専攻した修士号取得者で、修士課程修了後の実務経験３年以上の者

↓

認定審査
１次審査＝書類審査
２次審査＝筆記試験

↓

認定証 交付・登録

【１種免許と２種免許はどう違う？】

A 教員の免許は「教育職員免許法」で定められている。いずれもそれぞれの指定科目履修が条件となるが、１種は学士（４年制大卒）、２種は準学士（短大卒）が基準。仕事をしていくうえでの差はほとんどない。

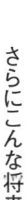

●実務経験を積んでケアマネジャーになる

介護保険制度を円滑に進めていくかなめとなるケアマネジャー（介護支援専門員）は、この章の1.でふれたとおり、看護職のキャリアが発揮できる仕事です。ケアマネジャーになるには、都道府県が実施している実務研修受講試験に合格して実務研修を修了することが必要です。保健・医療・福祉分野で５年以上の実務経験を持つ人などに受験資格があります。

●注目しておきたい役割

医療がより高度に、より複雑になるにつれ、特定分野をリードする専門家の必要性は、看護のみならず医療のさまざまな現場で高まっています。そのなかから、看護師に向いている役割をいくつか紹介しましょう。

・リスクマネジャー

医療・看護事故を未然に防ぐために、医療現場における事故防止の徹底は欠かせません。病院では安全管理を強化するために、事故防止の中核を担う「リスクマネジャー」を配置するところがあります。これは、「医療安全管理者」ともよばれ、事故につながりやすい行動や環境を分析し、防止策を具体化して病院内に徹底する役目を担っています。また事故が発生してしまったときに適切な対応がとれるよう、賠償責任保険や法律などの基礎知識も身につけておきます。

病院の事務担当者が担っているケースもありますが、患者さんと接する時間が長く、医療事故の当事者になりやすい看護師にも期待がかかっている役割です。各病院で院内研修をしたり、日本看護協会が「医療安全管理者養成研修」を実施したりして人材育成を進めています。

・感染管理者

病院内で起きる病原菌の感染を防ぐ役割を担います。感染の現状を把握し、要因を探って具体的な対策を立て、患者さんをはじめ医師や看護師など病院内のすべての人々を対象に普及させます。患者さんのケアを行い、医療行為の知識がある看護師にふさわしい役割であるといわれ、欧米の病院では看護職が専門家として取り組みを進めています。日本でも以前から取り組んでいますが、専門家の配置は多くの病院でこれからという段階です。過去にMRSA（メチシリン耐性黄色

実務研修受講試験

ケアマネジャーになるには44時間の実務研修が必要だが、この研修を受講するための試験。保健、医療、福祉の国家資格を持ち、実務経験が一定以上あることなどが受験条件。研修をすべて修了して資格が取れる。

ブドウ球菌）や、結核による院内感染で死亡者が出たことなどから、対策が強化されています。日本看護協会では「感染症看護」の専門看護師や、「感染管理」の認定看護師の育成・認定を行っています（仕事の詳細はP.92のルポ参照）。

・治験コーディネーター／臨床研究コーディネーター（CRC）

治験とは、新しい医薬品を開発するときに行う臨床試験のことです。厚生労働省は治験を円滑に推進するために、1998年4月から臨床試験の「実施の基準（GCP）」を改め、治験実施医療機関などに対して、それまで十分に行われていなかった「被験者への文書による説明と同意の取得」などを義務づけました。

治験コーディネーターは、医療機関における治験を支援する専任スタッフとして、臨床試験を受ける患者さんと医師の間に入って、治験を円滑に進めていくための調整役を果たします。看護師や薬剤師などの活躍が期待され、1998年度から日本看護協会や日本病院薬剤師会などが養成研修を実施しています。日本看護協会が実施する「CRC（臨床研究コーディネーター）養成研修」に参加できるのは、実務経験5年以上の看護師で上司の推薦がある人です（2012年度）。

・移植コーディネーター

1997年に臓器移植法が施行され、脳死者からの臓器の移植が実施されるようになりました。移植コーディネーターは、脳死と判断される患者さんが発生し、意思表示カードなどで本人に臓器提供に関する意思表示があったり、家族から臓器提供や説明を求める申し出があった場合、まず家族に十分な説明を行います。提供の承諾が得られると、法律に定められた脳死判定が行われると同時に検査の手配、レシピエント（臓器提供を受ける患者）の選択、提供された臓器の搬送を速やかに実行するという、移植が終了するまでの対応から実施後の経過報告までを担う重要な役割を果たします。

移植コーディネーターの要件は、医師や看護師などの医療有資格者または4年制大学卒業者。日本臓器移植ネットワークで研修セミナーを行い、移植コーディネーターを公募していますが、採用人数はわずかです。日本看護協会では「臓器移植コーディネーター養成研修」を実施しています。

臓器移植法

正確には「臓器の移植に関する法律」。1997年10月に施行。脳死者からの臓器の移植を認め、心臓、肝臓などの移植が可能となった。脳死判定基準、ドナー（提供者）の意思尊重、臓器売買の禁止などを規定する。

社団法人日本臓器移植ネットワーク

最善の方法で臓器移植が行われるよう、ドナーとレシピエントの橋渡しをする日本で唯一の組織。全国を３つの支部に分け、移植コーディネーターが24時間待機する。

ルポ⑨

取材先◎みやした助産院
しごと◎開業助産師

「心を診る」ことを信条に、その人らしい出産と産後ケア、育児生活をサポート

体と心、両方をほぐすことで、「いい出産」につなげる

横浜の町を見下ろす高台。閑静な住宅街に、みやした助産院がある。３階建ての建物には、入院室、診療や母乳ケアに使う和室、産後支援サービスや保育を行う部屋、マタニティヨガやセミナーを行うホールなど、シーン別にさまざまなスペースが設けられている。大きな窓から差し込む光と、やわらかなオルゴールの音色に包まれた空間。足を踏み入れた瞬間、「赤ちゃんとお母さんが安心して居られる場所」という感覚を抱く。待合室の一角には、おもちゃや絵本が置かれたプレイルーム。健診中の母親を待つ２歳の男の子が、大学院助産研究科から来た研修生といっしょに遊んでいる。

その男の子、理《さとし》くんのお母さんは、妊娠36週目を迎えた藤浦《ふじうら》麻衣香《まいか》さん。現在２歳半の理くんは病院で出産したが、２人目となる今回は助産院での出産を選んだ。当初のきっかけは「混みあう総合病院に理を連れて通うのは大変」という理由だったが、通院してみてそのメリットの多さに気づいたという。

「肩こりの解消法や食事指導など、母体ならではの気をつけるべき健康管理方法をいろいろと教えていただきました。理を妊娠していたときより、体が軽く感じますね。それに、病院での健診では医師が何を調べているのかわからず、されるがまま、言われるがままという感じでしたが、ここでは『こういう目的で、ここをさわります』『赤ちゃんの状態はこうなっています』などていねいに説明してい

みやした助産院●DATA

神奈川県横浜市南区。1990年、出張の母乳育児支援を中心に開設。年間来院数は、妊婦健診1008人、母乳外来3220人(2011年)。スタッフは、助産師７人、保育士12人、調理スタッフ９人、事務職２人。産前産後支援、保育、母親学級などの実施のほか、国内外からの研修生・学生の受け入れも行っている。

ただけるんです。おなかの中で命が育っているのが実感できます」

院長の宮下美代子さんは「体を診るだけでなく、心を診ることが大事。そこに時間をかけている」と言う。妊婦さんに一方的に指導するだけでなく、コミュニケーションをとることで心につかえている悩みや不安を引き出し、やわらげるのだ。

●追いかけた人

宮下美代子《みやしたみよこ》さん／1953年北海道生まれ。79年神奈川県衛生看護専門学校看護学科卒、80年同助産師学科卒。病院勤務のかたわら神奈川県立教育看護大学で学び、86年卒業。90年独立開業。

宮下さんが健診・面談をするかたわらでは、スタッフが藤浦さんの足を入念にマッサージしている。

「体のめぐりも気持ちのめぐりもよくすることが、いいお産につながる。居心地のいい空間であり、安心できる家族のような存在でありたいですね」

仕事に育児に、体を酷使し続ける母親をケア

次に会った母親は、臼井《うすい》あやこさん。和室に横たわり、宮下さんの手による乳房マッサージ、セラピストの手足マッサージを受けるかたわらで、１歳の長女・智香《ともか》ちゃんが見守っている。臼井さんは、他の産院で智香ちゃんを出産して２週間後、母乳の出が悪く、乳房にしこりがあるのに気づき、宮下さんに相談に訪れた。１年４か月を経たいまも智香ちゃんに母乳を与え続けており、月に１〜２度、乳房に痛みを感じたときにマッサージを受けに来る。臼井さんは歯科医師で、夫と医院を経営しており、多忙な毎日を送っている。宮下さんは、「最近は出産年齢が高くなっているうえに、出産後も働く女性が増えている。現代の女性たちは体を酷使しているんです。働く体の状態はお乳に表れる。子どもが乳首をかじったり引っ張ったり、飲み方がおかしいときは注意が必要なんです」と話す。

乳房を十分にほぐすと、智香ちゃんを呼びよせ、「ほら、おっぱい飲んでみて」と促す。お母さんの胸に張りつき、小さな唇を夢中でコクコクと動かす智香ちゃん。宮下さんはそのようすを見つめながら「どう？　おいしくなったでしょう？」と目を細めた。

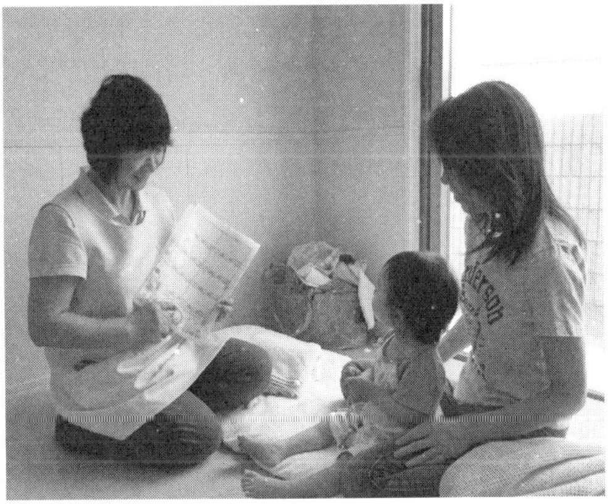

母乳外来の豊富な実績が好評を得ている

子どもの発育に合わせたアドバイスで、母親の不安をとりのぞく

午後には、今月１歳を迎えた子どもと、その母親を対象とした、出産後のフォローアップクラスが開かれた。集まった５組の母子を前に、「卒乳について」や「１歳児の行動・心理」など、この時期に心得ておくべきことを伝える。

「ほかの子とおもちゃの取り合いをすることもあるけれど、叩いたり押したりしてちょっとくらい泣いても、見てみぬふりをして。子ども同士で『かわいそう』という感情が芽生えて、相手をいたわることを覚える。子ども同士で人間関係を学んでいくのを、見守ってあげてください」

宮下さんの話のあとは、保育士によるベビーマッサージのレッスンが行われた。歌にあわせて手足を上げ下げしたり交差させたり。母子がスキンシップをしながら、転んでもけがをしにくい柔軟な体をつくる。

核家族化が進んだ現代。身近に育児を支援してくれる人、相談にのってくれる人がいないことなども影響し、「産後うつ」「育児ノイローゼ」などを患う母親が増えている。そこから、育児放棄、幼児虐待などの社会問題にもつながっている。しかし、この助産院で会うお母さんたちの表情は、皆とてもおだやかで、ゆとりが感じられる。子どもたちもそうだ。ベビーマッサージのレッスンでは、手足をぎゅっと折り曲げられても、持ち上げて揺さぶられても、おびえたり、泣き出したりする子はいない。安心しきって身を任せている表情に、母子の強い信頼関係が感じられた。「体のめぐりも気持ちのめぐりもよくすることが、いいお産につながる」という、さきほどの宮下さんの言葉を思い出す。ここで生まれた子どもたちが母に寄せる安心感・信頼感は、きっとおなかにいるときから育まれたのだ。

母子を中心に幅広い年代の人が集う、地域ネットワークの拠点に

宮下さんは学生のころ、講義を通じて知った一人の助産師に強くひかれ、その人が働く病院を訪問して母乳外来の現場を見学した。助産師との対話を通じ、気づきを得て変わっていく母親の姿が神々しく見えて、「お母さんと語る仕事」の魅力を強く感じたという。卒業後は病院で助産師として勤務していたが、やがて自身が妊娠・出産。チャンスとばかりに、第一人者とよばれる助産師のもとに通いつめ、妊産婦側の立場でケアを受けた。そこで、「ただ手法をまねするだけではダ

ある日の宮下さん

8:45
9:00
13:00
13:30
18:00
申し送り
外来（妊婦健診、産後健診、母乳外来）
昼休憩
往診（妊婦健診、母乳育児相談）
退勤

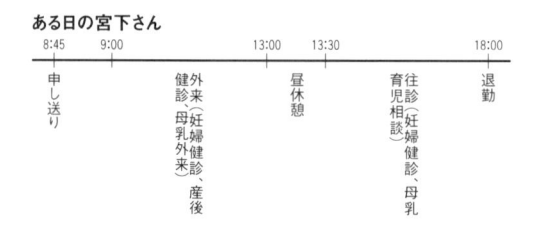

メ。一人ひとりに心で向き合わなければ」と気づく。

母親のコミュニティに参加するようになると、病院で出産した母親があとになって「こんなお産がしたかった」と後悔する声が耳に入るようになった。「一人ひとりが、その人らしい妊娠生活、お産、子育てができるようにお手伝いしたい」。そんな思いを強め、37歳のとき独立開業に踏み切った。まずは、クリニックと提携し、出張での母乳育児支援からスタート。同時に、個人のスタイルに合わせたさまざまな出産法のノウハウを身につけていった。そして、独立からおよそ10年後、開業助産師仲間とともに総合病院での母乳外来・分娩《ぶんべん》業務を受託。院内助産院にて、６年間で1000人の母親の支援を経験後、自身で有床助産院を開いた。

心で向き合うケアを信条としてきたが、心だけでは解決できない問題も山ほどあった。出産後の育児生活に関して、母親を不安にさせている原因や課題に対し、「ドラえもんのポケットのように、解決策のカードをいくつも出して、その人にとっていちばんいいカードを選べるようにしたかった」という宮下さん。そこで、小さく生まれた赤ちゃんの育児を支援する訪問看護ステーション、ホームヘルプサービス事業、０歳児からの保育を担うベビールームなどを次々と立ち上げていった。精力的な事業展開に、周囲の人からは「どうしてそこまでできるの？」と驚かれる。宮下さんはただ、「必要だから」と答えている。

「助産師は、女性が女性の強い味方でいられる仕事。生み育てる時期を中心に、すべての世代の女性を支援できる。そして、その支援活動を機にさらに活動の場を広げて、さまざまな役割を担っていけると思うんです」

いま、推進しているのは、地域全体を巻き込んだネットワークづくり。高齢者が多いこの地域において、近隣の人が参加できるイベントなども開催し、お年寄りでもぶらりと立ち寄れるような助産院をめざしているという。お年寄りは経験を生かして母子に助けの手を差し伸べ、お年寄りは赤ちゃんから生命エネルギーを受け取れる……そんな、地域の人々のふれあいの場でありたいと、宮下さんは願っている。 （取材は2012年７月）

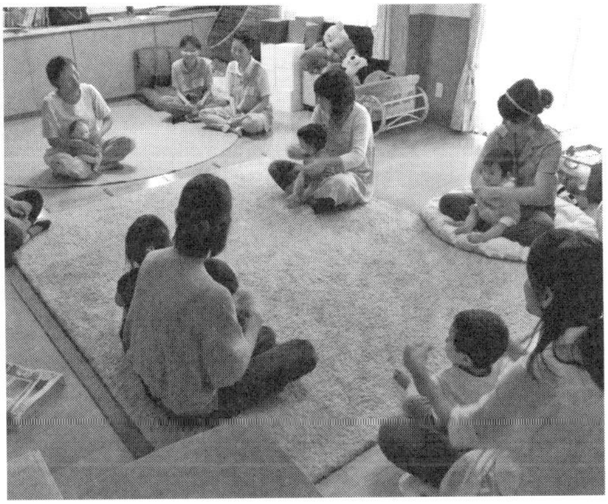

ベビーマッサージを取り入れ、健康な体づくりを

第4章

4.

あなた自身の人生とどう連動させる?

●結婚、出産、育児との両立は？

夜勤があって土日は休めない、そんな勤務を続けていて結婚や出産はできるのかしら……。看護師に限らず多忙な仕事についている女性にとって、仕事と家庭の両立は深刻な問題です。家事や育児に積極的な男性は増えていますが、社会全体で見ればまだまだ少数ですし、出産を代わってもらうことはできません。看護職をライフワークにしたいと思っても、ハードな勤務形態だけに考えてしまうでしょう。

でも、両立している先輩はけっして少なくはありません。日本看護協会「2009年看護職員実態調査」によると、看護職員の既婚率は54.2%と過半数を超えています。また、回答者の51.9%に子どもがいて、子どもの人数は平均2.1人という調査結果も出ています。

●両立のための環境は少しずつ整備されている

一方、2006年に日本看護協会の専門職支援・中央ナースセンター事業部が実施した「潜在ならびに定年退職看護職員の就業に関する意向調査」によると、職場環境を除く離職理由として、「結婚」(28.4%)、「妊娠・出産」(30.0%)、「子育て」(21.7%) などの回答が上位を占めました (複数回答)。結婚、出産、育児といった転換期を迎えたとき、いったん退職するという選択をしている人も少なくないのが現状といえそうです。

とはいえ、働きながら出産や育児をする環境は、以前に比べると少しずつ改善されています。産前産後休暇に加え、「育児・介護休業法」により育児休暇が取

育児・介護休業法

正確には「育児休業、介護休業等育児又は家族介護を行う労働者の福祉に関する法律」。育児休業は、労働者が1歳未満の子を養育するために最長1年間 (保育所に入所できない場合などは、1歳6か月まで可)、介護休業は家族介護のために連続3か月の休業ができる。

りやすくなっていますし、休業できる期間も延びています。また、保育所を設けている病院も増え、保育料の補助を行っている病院もあります。そのほかにも、1日の勤務時間を短縮する、短時間勤務制度を幅広く導入しているケースもあります（P.64のルポ参照）。

ただ、育児休暇やそのほかの支援制度があっても、どれほど活用できるのかは職場によって大きく違っています。妊娠がわかった時点で夜勤を免除してくれたり、復帰後は日勤のみで働ける部署へ異動させてくれる病院もあれば、制度はあっても人手不足が慢性化していて活用しにくいといった病院もあります。

●再就職はすぐできる？

先程取り上げた「潜在ならびに定年退職看護職員の就業に関する意向調査」によれば、再び看護職として働きたいと考えている人は77.6%にも上ります。もちろん、そもそもの離職理由はさまざまですし、再就職を望む理由も異なります。でも、「社会参加したいから」（53.2%）、「看護職としてのやりがいを再認識したから」（35.5%）といった前向きな理由が多いことに気づかされます。「子育てが終わった（一段落した）から」（23.0%）と答える人も、少なくはないのです。

看護師の資格は国内ならどこでも通用しますし、以前ほど看護師不足がいわれていませんが、それでもほかの職種に比べると就職しやすい分野です。出産や育児でいったん職を離れても比較的再就職がしやすく、そんな事情が看護職員の既婚率を高めているともいえます。

子どもが小さいうちは日勤で働ける診療所に勤める人もいますし、非常勤として短時間勤務から復職する人もいますが、もちろん病院で交代勤務をこなしている人もいます。希望どおりとはいわないまでも、資格とキャリアがあれば、さまざまな働き方ができることも看護職の魅力です。

ただし、医療の世界は日進月歩ですから、復職後は適応するまで苦労もあるでしょう。また、仕事と家庭の両立には、配偶者や周囲の理解と協力が大切です。このことを心にとめて人生設計を考えましょう。

育児休業制度の利用状況

調査年次	1999	2011
女性常勤看護職員に対する出産者比率	4.0%	4.3%
育児休業取得率	85.3%	91.2%
育児休業期間	8.1か月	11.2か月

（資料：日本看護協会「1999年病院看護基礎調査」「2011年病院看護実態調査」）

第4章

5.

いざ仕事を探すには

●看護師はまだまだ必要

看護師が職場を選ぶときは、労働環境がよくて、納得いく看護ができ、卒業後もキャリアが磨けるところを重視して選ぶ傾向があり、そのような職場ほど就職は厳しいといえるでしょう。地域や就職先の労働環境によって差がありますが、看護師は全国的にはまだまだ不足しています。不足しているのは病院だけでなく、診療所、福祉関連施設、訪問看護ステーションなどさまざまです。国は看護師が仕事をやめないで働き続けられるように、また、いったんやめても再就職できるように、さらに定年以降も資格を生かして仕事ができるように、いろいろな対策を計画しています。

最近は、実践力があり、3交代の勤務ができる看護師をより多く採用しようとするところが増えており、特に新卒看護師の採用意向が高くなっています。

●学校の就職課など求人情報はいろいろなところで入手できる

どの学校にも、就職課や学生相談室といった、学生の就職相談・支援窓口が設置されています。就職率はその学校の評判をも左右しますので、学校としても力が入るところです。

最終年次の春過ぎごろから、病院や施設からの求人情報や説明会の案内が就職課に寄せられ、学生向けに就職ガイダンスや説明会が開催されます。就職試験が始まるのは秋ごろから。新卒者の多くは卒業前に就職先を決めています。「内部のようすを知っているので安心」「もともと学校とつながりがあるので採用されやすい」などといった理由で、実習先の病院や施設に就職するというケースも多く見られます。
　また学校の紹介以外にも、ハローワークや、ナースセンターといった公共の職業紹介所や民間の有料職業紹介所、新聞の求人案内や折り込み求人情報、実習先やアルバイト先で知り合った人の口コミなど、就職先を探す方法はいろいろあります。「ここで働きたい」と望むところがあるなら、直接採用について問い合わせてみてもいいでしょう。看護師を対象にした就職フェアも開催されています。

●求人情報が集まるナースセンターでは再就職のバックアップも

　ナースセンターは、1992年に「看護師等の人材確保の促進に関する法律」に基づいて設置されました。47都道府県のナースセンターでは、就職先を探している看護有資格者と求人施設を結ぶナースバンク事業を実施しています。ナースバンクに求職登録できるのは保健師、助産師、看護師、准看護師の有資格者のみ。利用は無料です。全国の都道府県ナースセンターとその中央機関である中央ナースセンターはオンラインでつながっており、インターネットでの求職登録と求人情報検索が可能です。
　また、ナースセンターでは、ほかに訪問看護支援事業、「看護の心」普及事業にも力を注いでいます。看護師を志望する人の進路相談なども行っています。ブランクが長くて再就職がむずかしい看護師に向けて、看護力再開発講習会や実習などの研修も行っています。

●就職先を決めるときはここをチェック

　採用試験を受ける前には必ずその施設の見学をしておきたいもの。職場と自分の「相性」は、パンフレットなどに掲げられた設置目的や活動理念より、職員や患者さんの雰囲気から感じ取れたりするものです。どのような看護を提供しているか、師長さんなどから話を聞くことも大切です。病院によっては、新卒者に向けて訪問公開日や公開セミナーを設けているところもあります。
　また、勤務形態や給与、福利厚生といった待遇も大切ですが、新卒者のための教育研修プログラムが充実しているかどうかも大きなポイントです。看護師として力をつけていくためには、養成校卒業後、さらに学んでいくシステムが重要になります。

就職フェア

求人中の多数の施設や団体が同じ会場に集まり、求職者との面接や相談を行う。一般新卒者向け以外にも、女性向け、中高年向け、職種別など、対象者を限定して開催されるものも多い。

メモ

memo

4

一日看護体験って何?

answer

病院などで1日だけ、看護を体験してみることです

看護の道に進んでみたいけど、本当に自分に向いているのかわからない。そんな人におすすめなのが、この一日看護体験です。

病院など保健・医療・福祉施設で実施され、看護に関する説明を受けたあと、患者さんの話相手になったり、食事の世話をしたりして、ちょっとだけ看護の仕事にふれてみるというもの。白衣を身につければ、気分はプチナースです。施設によっては、看護師に指導してもらいながら、手足浴や洗髪、検温、検脈などにもチャレンジできます。

夏休みの時期に高校生を対象に養成校が主催するもの、病院が独自に開催するものなど、いろいろありますが、全国規模の催しとしては、日本看護協会と厚生労働省が主催する「ふれあい看護体験」があります。これは5月中旬の看護週間に行われる行事のひとつで、見学や簡単な看護体験、関係者との交流を通して、地域の保健・医療・福祉施設と親しんでもらおうというものです。

2011年は、病院、特別養護老人ホーム、訪問看護ステーション、保健所など全国3004の施設で開催され、4万5666人が参加しました。参加者の年齢層も、高校生、主婦、会社員、定年退職者と幅広くなっています。

「ふれあい看護体験」の詳細や参加申し込み方法などは、各都道府県の看護協会まで。看護学校や病院主催の「一日看護体験」は、個別に問い合わせてみましょう。

百聞は一見にしかずです。看護職に興味があるなら、ぜひこのような機会を利用して、看護の現場を見てみましょう。

●第 4 章

あなたの将来像は見えてきた?

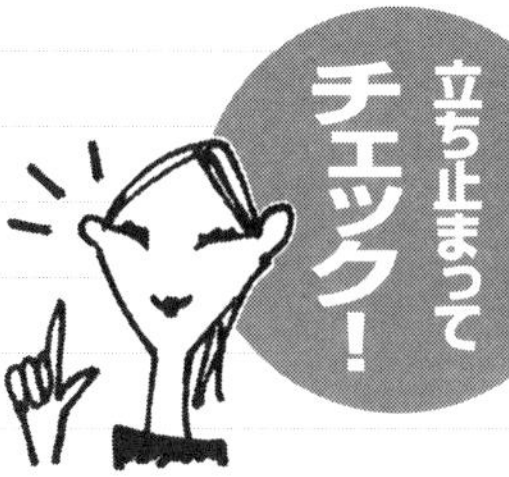

あてはまるものにチェックをつけてみましょう。
もっともチェックの数が多かったところが、あなたに向いた分野です。

臨床のプロとしてスペシャリストに

□ 勉強は苦にならない
□ 新しい知識を手に入れたい
□ 実践と理論を結びつけて考える
□ コンピュータが使える
□ 英語は得意なほう

保健師、助産師資格を得て地域保健を

□ コーディネーター的な仕事がしたい
□ 予防は最良の治療と信じる
□ 年齢にかかわらずだれとでも話せる
□ 原付免許あり
□ 1人職場でもやっていけると思う

主任、師長へのキャリアアップを

□ 医師と看護職は対等のパートナーだと思う
□ リーダーシップがあるほうだ
□ 管理の仕事も大事だと思う
□ 教えることは苦にならない
□ パニックに強い

養護教諭資格を取り保健室の先生に

□ 無理なく家庭と仕事の両立をしたい
□ いまの子どもたちを見ていると心配だ
□ カウンセリングに興味がある
□ 障害児教育に関心がある
□ 子どもといるとほっとする

ケアマネジャーとして在宅ケアを

□ 自分の家、自分の生活を大切にしたい
□ スケジュールやプランを立てるのが好き
□ 正しいと思ったら上司にも主張する
□ 人権は何よりも尊重されるべきだ
□ ノーマライゼーションに関心あり

新しい分野で活躍を

□ 臨床経験は将来きっと役に立つと思う
□ 感染症対策に関心あり
□ 臓器移植に興味を持っている
□ パイオニアになりたい
□ 医療過誤問題に注目している

プロローグ

第1章　資格のあらまし

第2章　職場のいろいろ

第3章　働く現実

第4章　将来の可能性

第5章　進路の選び方

あなたはいまここ!!

将来の
仕事の広がりに、
やる気がわいてきた

第5章

あなたに合った資格の取り方を見つけましょう

国家資格である看護師への最終関門は国家試験合格ですが、
そこに至る道のりにはたくさんのコースがあります。
最終的にめざす仕事によっては遠回りになることもあり、
注意が必要です。
はたして、あなたはどんなコースを選べばいいのか、
将来のことも視野に入れて、あなたにふさわしい道を探ってみましょう。

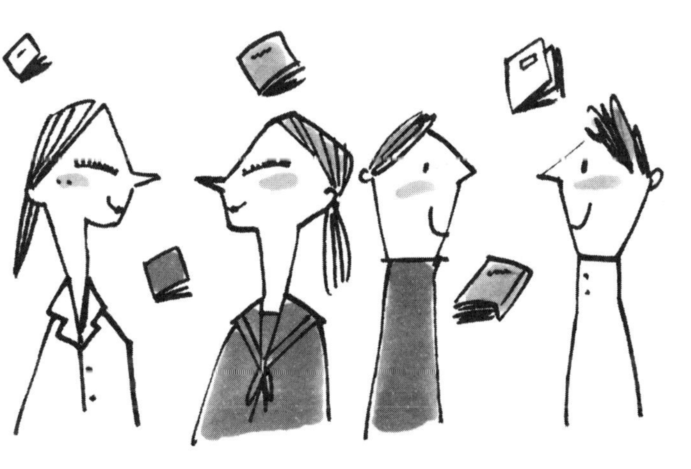

第5章

1.

中学生、高校生のあなたは

●進路選びは将来設計をふまえて

第1章でもふれたとおり、看護師国家試験を受験するためには、養成校で3年間（大学と「統合カリキュラム」の専門学校、3年課程の昼間定時制などの場合は4年間）学ぶ必要があります。養成校のなかでも、専門学校はどちらかといえば実践力を養うことに、大学は幅広い教養を身につけ、科学的、論理的な思考力をつけることに主眼が置かれています。このような養成校の特色を理解したうえで、自分の将来を考えて進路を選びましょう。

大学は看護師と同時並行して、保健師や助産師の国家試験受験資格が得られるカリキュラムになっているところもありますが、専門学校や短期大学では原則として看護師のみのカリキュラムです。1997年からは専門学校でも、看護師と保健師または助産師の国家試験受験資格を取得できる「統合カリキュラム」が組めるようになりました。ただし、2012年4月の段階で「統合カリキュラム」を実施している専門学校は全国で12校と、まだ少数です。また、ここ数年は、看護師教育に特化した4年制の専門学校も見られるようになりました。

保健師学校や助産師学校は希望者に対して募集人数が少なく、入学するのはやや難関となっています。将来、保健師や助産師になりたいと思うなら、はじめから大学をめざすという選択もいいかもしれません。

●「看護」が大事にされている養成校を選ぶ

大学、短大、専門学校のどこを選ぶにしろ、養成校を選ぶときに頭に入れておきたいことがあります。それは、看護教育にどれくらい重点を置いているかとい

Q【国立看護大学校って?】

A「大学」は文部科学省管轄の教育機関。国立看護大学校は厚生労働省管轄になるため、校名が「大学校」となっている。ただし、教育内容は大学と同等。卒業後に申請することにより学位も取得できる。

うこと。たとえば、大学や短大では「看護」という言葉が学部名、学科名についているかどうか、という点がひとつのめやすとなります。「看護」を独立した学問としてとらえる視点がうかがえるからです。

また、教員に看護の専門家が多いかどうかもチェックポイント。医学部などでは医学博士、医師などが教師陣に並ぶことが多いですが、看護学を専門とする教員がどれだけいるかが大事な点です。教員の研究テーマや学校の授業内容などはインターネットで調べることもできます。その養成校でどういう教育が受けられるのかという観点から調べ、できるだけ専門教育の充実したところを選ぶようにしましょう。

●看護師の高学歴化が進んでいる

ここ数年、3年制の専門学校や短大が大学へと移行する動きが見られました。新設された大学や学部も増え、2000年から2011年にかけて大学の数は約2.4倍に増えました。一方、短期大学は減少し、入学定員は2000年から2011年にかけて半減しています。大学院も、1964年に初めて修士課程が開設されて以来着実に数が増え、現在修士課程は約140校、博士課程は約70校にあります。

このように、大学や大学院が増えた背景には、医療の高度化にともない、より高い水準の看護が求められるようになったことと、看護の領域が拡大したことがあります。看護職に、より人間としての

看護師へのルート

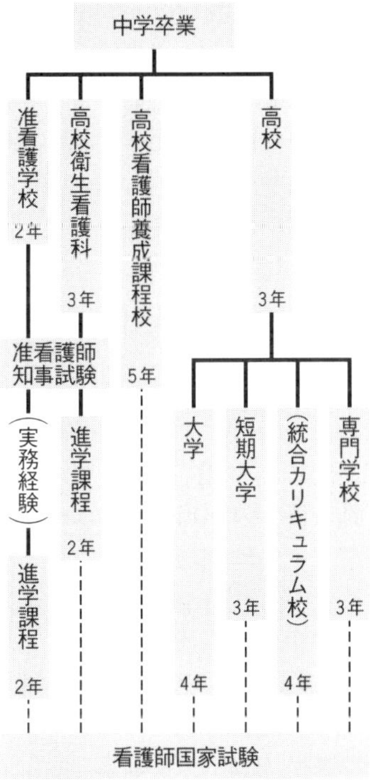

養成校の数と入学定員の推移

種類	2000年	2005年	2011年
大学	84校 5,950人	129校 9,644人	200校 16,059人
短期大学	67校 4,580人	51校 2,100人	27校 2,130人
専門学校	513校 23,544人	503校 23,385人	512校 25,364人

（資料：『平成23年看護関係統計資料集』日本看護協会出版会）

幅、広い教養が求められるようになったことも理由としてあげられるでしょう。

●准看護師から看護師になるコースの今後は「？」

前ページのルート図を見てください。看護師になるには、高校を卒業してから３年課程の養成校へ進むコースが一般的ですが、このほかに、准看護師を経て看護師になるコースもあります。「看護師に早くなれるなら准看護師でもいいわ」と思う人がいるかもしれません。でもちょっと待って。あなたは准看護師についてどこまで知っているのでしょう。

そもそも准看護師の資格は、1951年に戦後の看護師不足を補うため、看護師に準ずる資格として作られたものです。教育課程は２年と看護師より短く、教育内容、時間数も違ってきます。看護師は国家試験であるのに対して、准看護師は都道府県知事の試験を受けて免許が交付されます。法的な規定では、准看護師の業務は医師や看護師の指示を受けて行うこととされていますが、実際の現場では看護師と変わらない仕事をしていることが多く、さらに給与や待遇は看護師より低く抑えられる、といった現状があるようです。

厚生労働省は1996年に「21世紀初頭をめどに看護師養成制度を一本化する」という報告書をまとめました。准看護師制度が発足した当時に比べ、看護師の不足は解消されてきており、准看護師を採用しない病院も増えています。准看護師養成制度については、現在、廃止の方向も含めて制度の見直しが検討されています。

准看護学校は中学を卒業すれば入学できますが、実際は入学者のほとんどが高卒者です。そのなかには、たんに入学しやすいから、進路指導の先生にすすめられたから、と准看護師制度の抱える問題を知らないまま入学してしまい、現状を知ってショックを受けている学生もいます。准看護師を経由して看護師になるには、准看護学校の入試、准看護師試験、進学課程の入試、看護師国家試験と、計４回も試験を受けなくてはなりませんし、准看護学校（２年）からストレートに進学課程（最低２年）に進んでも、看護師になるのは３年課程の養成校より１年多くかかります。

将来、看護師をめざそうというあなたにも、准看護師問題は他人事ではないはずです。正確な知識を身につけて、安易な進路選択はしないよう注意してください。

進学課程

准看護師が看護師の資格を取得するための教育システム。卒業すると看護師国家試験受験資格が得られる。入学するには、高校卒業の学歴か３年以上の業務経験が必要。10年以上の実務経験者対象の通信課程もある。

●高校衛生看護科は５年一貫教育に移行中

准看護師を経由して看護師になるコースのなかに、高校衛生看護科というものがあります。これは高校の３年間で、普通科目に加えて「衛生看護」の専門科目の単位も取得する専門科の高校のこと。卒業時には准看護師の都道府県知事試験受験資格が得られます。卒業と同時に専攻科（２年間）に進学すれば、看護師国家試験受験に至る最短コースになるでしょう。ただし、そのカリキュラムはとにかくハードのひと言です。なお、2002年から、衛生看護科に専攻科を合わせた５年一貫教育のカリキュラムが開始され、高校衛生看護科は徐々にこのシステムに移行しています。この場合、卒業すればそのまま看護師国家試験を受験できます。

●中学生、高校生のあなたが、いましておくことは？

どの養成校を選ぶにしても、まずはその養成校の入試をクリアする学力をつけなくてはなりません。入試科目は国、英、数、理（生物、化学など）の４教科型が多いので、高校の選択授業では、できるだけこれらの科目を選んでおきましょう。特に数学と生物については、ある程度勉強しておかないと入学後に苦労します。

学力に不安があるので専門学校へ、というパターンは、看護師の養成校についてはあてはまらないと思ってください。2012年度の看護系専門学校の入試倍率はおよそ３～４倍。浪人してがんばる人もいます。看護系の短大・大学も偏差値が高めで、どの養成校であれ、希望校に進むにはそれなりに努力が必要です。

また新卒の看護師を指導する立場の人からは、「掃除のしかたも知らない、食事も作ったことがない人が増えている。自分の世話もできない人に、他人の世話はできない」といった言葉をよく聞きます。

中学生、高校生のあなたに望みたいのは、まず、基本的な生活技術を身につけること。そして「なぜ、看護師になりたいのか」をよく考えること。せっかく看護学生になったのに「自分に向いていない」と途中で方向転換する人もいます。チャンスがあれば一日看護体験をしたり、保健室の先生など、身近な看護職についている人に話を聞いたりしてみましょう。看護の仕事をよく知り、あこがれではなくしっかりした意志を持って、看護の道に進んでほしいものです。

第5章

2.

大学や短大から、または社会人から方向転換をするなら

●「看護の仕事につきたい」という気持ちを確かめて

最近の看護学生のなかには、いったん社会に出てから、また、一般の大学や短期大学を経由してから看護の道に入った人が増えてきています。「子どものときからの夢をあきらめきれない」「看護という職にやりがいを感じて」と、動機はさまざまですが、いままでのコースを途中下車して看護師になりたいという人たちですから、勉強にかける意気込みがほかの人たちと違います。

ただし、方向転換して看護の道に入るということは、もう一度学生からやり直すということ。最低でも3年間の時間と学費が必要になります。養成校のカリキュラムはかなりハードなので、仕事を続けながら学校に通うのは不可能です。まずは冷静に看護師の置かれている状況や実態を調べましょう。そのうえで、自分の適性や必要な費用、免許取得時の年齢や就職などについてよく考え、「それでも看護師になりたい」という気持ちが強いなら、ぜひチャレンジしましょう。

●大学生、短大生のあなたが、看護師をめざすなら

まず、現在通っている学校をどうするかを考えましょう。看護の大学、短大、専門学校には通信教育や夜間定時制はありませんし、ダブルスクールができるほど看護の勉強はなまやさしくはありません。受験準備をしながら卒業するか、中退かということになるでしょう。看護師として働いている人のなかには、「広い視野を持ちたい」「看護学の理論をもっと勉強したい」と、大学進学を希望する人も大勢います。それを考えると、看護の道に進むのは現在の学校できちんと学び終えてからでも遅くはないように思えます。

Q【大学に編入学するには?】

A 編入学試験を受けるのが一般的。試験科目はおおむね小論文と面接が多い。試験時期は一般入試よりかなり早く、9～10月ごろに実施される。一般募集要項には記載されていないことが多いので個別に問い合わせを。

養成校のなかには、それまでに取得した一般教養などの単位を、その養成校の単位として認定してくれるところもあります。認定規定は養成校により違いますので、詳細は各養成校に問い合わせてみてください。なお、ほとんどの看護系大学は、編入学の資格を看護課程を修めた人に限定していますが、聖路加看護大学看護学部看護学科、北里大学看護学部看護学科、慶應義塾大学看護医療学部看護学科などは、大卒者の２年次への編入を認めています。そのほか、公立大学法人立の大学でも認めているところがあります。

●社会人なら社会人入試制度を活用しよう

社会人のあなたの場合、いままでのキャリアを捨てて再出発するのですから、看護師になるという意欲はだれにも負けないものを持っていることでしょう。しかし、こと入学試験に関しては、現役生より不利なのはしかたありません。2012年度入学生より順次適用される「高等学校学習指導要領」の変更により、それ以前に卒業した人は、自分の高校時代と各教科・科目の内容が変わってくるので注意が必要です。

受験対策としては、社会人入試制度のある学校をねらうのもひとつの方法です。これは社会人としての経験を入試の際に考慮するもので、一般入試に比べて学科試験の科目が少なく、面接や小論文にウエイトが置かれています。2012年度には、約５割の看護系大学・短大・専門学校で社会人入試制度が実施されています。

●年齢がハンデになるかどうかはあなた次第

養成校のなかには、受験資格に年齢制限を設けているところがたまにあります。また、就職の際に年齢が壁になるケースも見受けられます。しかし、実社会での経験から身についた社会常識や人との接し方、仕事に対する心がまえは、看護師として人と接するときに大きな力を発揮するはずですし、それらを評価し、必要としてくれる職場は必ずあります。要は年齢差を納得させるだけの「何か」を持っているかどうかです。

給与については、看護師は資格職ですので、職につくまでの社会経験がいくら長くても、それが反映されることはまずありません。年齢も同様で、看護師としてのキャリアが同じなら、35歳でも25歳でも給与は変わりません。

学習指導要領

文部科学省が提供する教育課程（カリキュラム）。学習目標や指導方式、評価などについて定める。「学習指導要領」の改正により教科編成や各教科の学習内容が変更されたり削除されたりすることもある。

〈インタビュー3〉

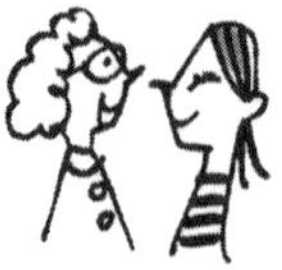

社会人経験を経て看護職についた人にきく

挑戦し、進化し続ける自分であるために

話をきいた人●帰山一志さん（北里大学病院救急科病棟看護師）

――どういうきっかけで看護師への転職を決意したのですか？

以前は自治体の消防本部で救急の仕事をしていました。急病人の搬送や応急処置などを行うなか、患者さんに長く、直接接する看護師の仕事に興味を抱くようになったんです。それに、当時の仕事をずっと続けていくことに疑問を感じていました。公務員という立場上、先輩や上司のキャリアのモデルケースをそのままたどることになり、20年後、30年後の自分の姿がすでに見えてしまっていた。そのままレールに乗って進んでいくよりも、新しいことを経験し、変化、成長を続けていく人生を送りたいと考えたんです。看護師という仕事は、さまざまな方向に可能性が広がっている仕事。挑戦せずにはいられませんでした。

――学校を選ぶ際には、どんな点を重視したのでしょう。

第一条件は、学費が安い「国公立」であること。30代にもなった大人なので学生時代のように親に頼るわけにはいかないし、生活だって自分の収入で続けなければなりませんから。国公立で「社会人入学枠」がある、かつ、次のステップを想定して大学院が併設されている大学を選びました。入学してみると、80人の同級生のうち１～２割が社会人経験者。20代から40歳近い人まで年齢層は広く、前職も医療関係者のほか、一般企業勤務、教師などさまざまでした。

――久しぶりの「学生生活」はいかがでしたか？

貯金は学費にあてたので、日々の生活費をまかなうためにアルバイトをしながら通学していました。けれど、せっかく仕事を辞めてまで新しい道を志したのだから、学業に専念したかった。そこがもどかしかったところです。これからめざす人には、事前に貯金をしておくなどして、勉強に集中できる環境をつくることをおすすめしたいですね。

――就職活動はどのように？　また、年齢的なハンデは感じましたか？

病院の合同説明会に参加しました。多くの病院担当者から病院の特色などの説明を受け、また、当日来場している各病院の看護師にも職場の雰囲気などを聞き、「自分が働きたい病院像」を明確にしていきました。5つほどの病院を候補として、各病院のインターンシップに参加。現場を体験して理解を深め、もっとも魅力を感じたいまの職場に応募したんです。この時点で37歳でしたが、年齢のハンデはまったく感じませんでしたね。救急の経験があるということももちろんありますが、社会人としてさまざまな人とのコミューケーションを経験してきたので、むしろ有利だと感じた。面接でも自信を持って話せました。

――看護師になる目標を実現したいま、どう感じていますか。

ぼくが勤務する救急病棟は、毎日新しい患者さんが入室し、重症度の低い患者さんが一般病棟へ移るという目まぐるしい環境。そうしたなかでも、患者さんやそのご家族と積極的にかかわっていくことにやりがいがあると実感しています。運ばれてきたときは厳しい状況だった50代の男性患者さんを担当したとき、駆けつけたご家族の不安な気持ちを支えるため、長い時間かかわるようにつとめたことがありました。1か月後、家族皆で救急病棟を訪ねてくださり、元気な姿でお会いできた。いっしょに心から喜ぶことができ、そのときの感動がいまも心に残っています。もちろん、患者さんからストレスや怒りの感情をぶつけられるなど、苦しい思いをすることもあります。けれど、ここまでしてなった看護師なんだから、いまさら逃げられない（笑）。障害に立ち向かう覚悟はできています。

――今後の目標をお聞かせください。

今後はさらに多くの病棟、科を経験し、大学院へ進学したいと考えています。臨床現場で考えたことを、大学院での学問と照合してみたい。新たな知識を蓄積して、医療の発展に寄与できる人間でありたいと考えています。（取材は2012年６月）

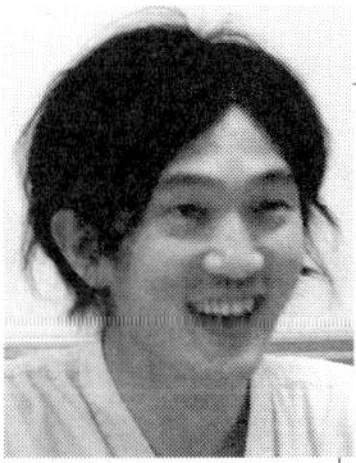

きやま　かずし

1973年神奈川県生まれ。北海道苫小牧市消防本部で９年間勤務したのち、34歳で奈良県立医科大学医学部看護学科に入学。2011年に卒業、資格取得し、現在の職場に就職。

第5章

3.

養成校で学ぶこと

●学ばなければならない単位は97単位以上

第５章の1.でもふれたように、看護師になるための養成校は、専門学校、短期大学、大学といろいろあります。専門学校と短期大学は３年間、大学は４年間という修業年限の違いはありますが、どの学校であっても、そのカリキュラムは「保健師助産師看護師学校養成所指定規則」に定められた教育課程に準拠して作成されています。

この指定規則の内容は、看護を取り巻く状況の変化に応じて、いままでにも何度か見直されています。1997年度には単位制が導入され、近年では2009年度からの入学生を対象にカリキュラムが改正されています。また科目名表示から教育内容による表示に改められたことで、それぞれの学校が独自に授業科目を設定できるようになりました。

現在、指定規則では、基礎分野13単位、専門基礎分野21単位、専門分野Ⅰ・Ⅱ51単位（うち実習19単位）、統合分野12単位（うち実習４単位）、合計97単位以上が修めるべき単位の基準となっています。

指定規則の教育内容とそれに対応する授業科目の例は右ページの表のとおりです。保健師や助産師の国家試験受験資格を取る場合には、それぞれの養成所においてさらにP.123に示した表のようなカリキュラムを学びます。

●基礎分野では一般教養としての知識を身につける

基礎分野の教育内容は「科学的思考の基盤」と「人間と生活・社会の理解」です。養成校では最初にこの分野を学びます。科目としては人文科学、社会科学、

保健師助産師看護師学校養成所指定規則
養成校の教育課程（カリキュラム）、学生定員、教員や設備についての基準などを定める。

自然科学、外国語、保健体育などの一般教養科目といわれるものです。幅広い分野の知識を得ることで、看護の対象である人間について理解を深め、またこれからの学習の基礎である、自ら考えて学んでいく姿勢を身につけます。

●専門基礎分野では医学的な基礎知識と社会状況について学ぶ

本格的に看護を学ぶ前段階として、その土台となる知識を身につけるのが専門基礎分野の学習です。「人体の構造と機能」で解剖生理学や栄養学などを、「疾病の成り立ちと回復の促進」で病理学や薬理学などを学ぶことによって、人体や病気のメカニズムについて理解を深めます。「健康支援と社会保障制度」では公衆衛生学や社会福祉学など、看護を取り巻く社会の状況を学びます。

●看護についての専門分野は講義と実習で構成される

専門分野では、いよいよ看護について専門的に勉強していきます。それぞれの科目で、講義や実技、実習などを通して知識や技術を深めていきます。

専門分野Ⅰの「基礎看護学」は文字どおり看護学の基礎となるもので、看護とは何かから始まって、看護の役割や機能などを考え、また看護援助に必要な基本的な看護技術を修得します。ベッドの整え方や患者さんの体の移動のしかた、各種医療器具の扱い方など、一つ

看護師養成の教育カリキュラム（科目名は一例）

分野	内容	単位数	科目名	単位数（時間数）
基礎分野	科学的思考の基盤 人間と生活・社会の理解	13	心理学	1（30）
			教育学	1（30）
			人間関係論	2（45）
			論理学	1（30）
			哲学	1（15）
			倫理学	2（30）
			社会学	1（30）
			情報科学	1（30）
			英語	2（60）
			保健体育	1（30）
			小計	13（330）
専門基礎分野	人体の構造と機能 疾病の成り立ちと回復の促進	15	解剖生理学	4（120）
			生化学	1（30）
			栄養学	1（30）
			病理学	1（30）
	健康支援と社会保障制度	6	疾病と治療	6（165）
			微生物学	1（30）
			薬理学	1（30）
			公衆衛生学	2（30）
			関係法規	1（15）
			社会福祉学	2（30）
			保健医療論	1（15）
			小計	21（525）
専門分野Ⅰ	基礎看護学	10	基礎看護学	10（300）
	臨地実習			
	基礎看護学	3	基礎看護学	3（135）
			小計	13（435）
専門分野Ⅱ	成人看護学	6	成人看護学	6（180）
	老年看護学	4	老年看護学	4（105）
	小児看護学	4	小児看護学	4（105）
	母性看護学	4	母性看護学	4（105）
	精神看護学	4	精神看護学	4（105）
	臨地実習			
	成人看護学	6	成人看護学	6（270）
	老年看護学	4	老年看護学	4（180）
	小児看護学	2	小児看護学	2（90）
	母性看護学	2	母性看護学	2（90）
	精神看護学	2	精神看護学	2（90）
			小計	38（1320）
統合分野	在宅看護論	4	在宅看護論	4（105）
	看護の統合と実践	4	看護の統合と実践	4（105）
	臨地実習			
	在宅看護論	2	在宅看護論	2（90）
	看護の統合と実践	2	看護の統合と実践	2（90）
			小計	12（390）
	計	97	計	97（3000）

ひとつ講義や実習を通して身につけていきます。

専門分野Ⅱは、次の５つからなります。「成人看護学」「老年看護学」「小児看護学」では、それぞれ成人期（15〜64歳）、お年寄り、子どもという、人の成長発達段階における身体的、精神的、社会的な事柄全般を理解し、看護のあり方や具体的な援助方法について学んでいきます。「母性看護学」では妊娠・出産について、そのしくみや生理、看護技術、また新生児について学びます。「精神看護学」では人の心の働きや心の健康とは何か、また精神的な病いについて学びます。

このほか、専門分野には「在宅看護論」も含まれていましたが、2009年度のカリキュラム改正により、新たに設けられた「看護の統合と実践」とともに統合分野に分類されています。統合分野では、これまでに取り上げてきた各分野の学習内容を、より実践に近い形で学ぶことで、知識や技術を統合していきます。

●実習では看護現場の厳しさと喜びにふれる

実習は大きく分けて、学内で行われる実技実習と、病院などで行われる臨地実習の２つがあります。実際に看護の現場に身を置いて、患者さんと向き合う実習は、看護を学ぶうえでとても重要なものであり、カリキュラムの約３分の１の時間数を占めるものとなっています。

最初に行うのは基礎看護学の実習で、ダミー人形を用いたり、学生同士がお互いに練習台になったりして、基礎的な看護技術や手順を修得します。基礎看護学の実習は遅くても２年次までに行われ、学外での臨地実習に臨みます。なお、臨地実習を１年次から取り入れている学校も多く見られます。学校によっては、基礎看護学の実習が終わったころに戴帽式《たいぼうしき》が行われます。

臨地実習は母性看護学なら産科病棟や助産院に、精神看護学なら精神科病院にというように、各専門分野の領域にかかわる場所で行われます。病院だけではなく、保健所や保健センター、訪問看護ステーションなどで行われることもあります。学生は数人のグループで実習場所に行き、現場の看護師や担当教員などの指導を受けながら実習を進めます。

病棟などではそれぞれ担当の患者さんを受け持ち、その人の情報を収集してどんな援助が必要なのかを考え、目標を設定して看護を実践していきます。看護の

戴帽式

学生が看護師として進んでいく決意を固めるための儀式。ナースキャップをかぶせてもらい、キャンドルを手に誓いの言葉を唱えたりする。キャップ自体を廃止するところも増え、戴帽式を行わない学校も多い。

計画や日々の記録は毎日提出し、問題点の指摘や指導を受けます。実際の看護場面では、患者さんの状態により計画どおりにいかないことも多く、講義だけではわからない現実の看護の厳しさにふれることもあるようです。

1か所の実習期間はおよそ2週間から3週間程度になっています。ゆっくり寝るひまもないくらい忙しく、かつ緊張する毎日ですが、今後の大きなはげみになる患者さんの笑顔に出会えるのもこの実習期間です。

●学生生活はハードだが充実した毎日

多くの学校は、春から夏休みにかけてを前期、秋から冬休みを挟んで学年末までを後期に分けて、カリキュラムを組んでいます。前期と後期で時間割が変わることも多く、学期末には試験が行われます。初年度には講義の授業が多く、2年目以降は実習が増え、最終学年はほとんど実習一色になってきます。最終学年では卒業論文や国家試験に向けての準備もありますので、大変忙しい年になります。

講義や実習ではレポートなどの提出物が多く課せられ、「いままででいちばん必死に勉強した時期」というほどハードな勉強期間となります。レポート研究や実習などグループ単位で学習することも多く、苦楽をともにするうちにクラスメイトとのきずなが深まり、「一生つきあえる友だちができた」という声もよく聞かれます。

これだけハードな毎日ですが、勉強のあいまにサークル活動や学祭なども行われています。また、アルバイトや学校以外のつきあい、アウトドアスポーツなどに積極的に出かける学生もいます。学生はそれぞれに、忙しくも充実した毎日を楽しんでいるようです。

保健師養成の教育カリキュラム

内容	単位数
公衆衛生看護学	
公衆衛生看護学概論	2
個人・家族・集団・組織の支援	
公衆衛生看護活動展開論	14(12)
公衆衛生看護管理論	
疫学	2
保健統計学	2
保健医療福祉行政論	3(2)
臨地実習	
公衆衛生看護学実習	
個人・家族・集団・組織の支援実習	2
公衆衛生看護活動展開論実習	3
公衆衛生看護管理論実習	
合計	28(25)

※2012年度の入学生より適用される新カリキュラム。( )内は統合カリキュラムの場合の単位数

助産師養成の教育カリキュラム

内容	単位数
基礎助産学	6(5)
助産診断・技術学	8
地域母子保健	1
助産管理	2
臨地実習	
助産学実習	11
合計	28(27)

※2012年度の入学生より適用される新カリキュラム。( )内は統合カリキュラムの場合の単位数

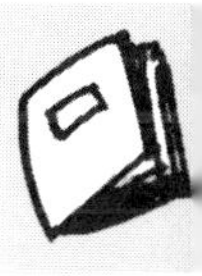

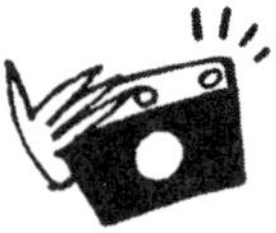

ルポ⑩

取材先◎千葉大学
しごと◎看護学生（3年次）

講義、実習、部活動などを通じ「観察」「想像」「工夫」など、看護職に必要な力を養います

看護基本技術は試行錯誤の繰り返し。工夫する力を身につける

看護を学べる大学を探してみると、医学部の中に「看護学科」が組み込まれている大学が多いことに気づくだろう。そんななか、国立大学で唯一、「看護学部」が独立して設置されているのが千葉大学だ。JR千葉駅からバスで15分。亥鼻《いのはな》キャンパス内に、医学部、薬学部とならび、看護学部がある。

まず案内されたのは、学部棟の3階にある基礎看護実習室。広々とした室内には21のベッドが並び、ストレッチャー、車いす、洗濯機、食器洗いシンクなど、看護に必要な設備が備えられている。1限目が始まる午前8時50分、白衣に着替えた3年生たちが続々と集まってきた。6月半ば現在、学生たちはすでに看護基本技術を学び、附属病院での看護基盤実習も経験している。先生との個別面接も順次行われており、自分が得意なこと、苦手なこと、これからの課題や目標も認識。看護基本技術を復習しつつ、応用力を高める段階にある。

約90人いる3年生のうち、男子学生は5人。その一人が吉田純さんだ。「人の役に立ちたい。人の近くで頭と体を使って働きたい」という思いから、看護の道を志した。新潟県出身で千葉県には縁がなかったが、「看護学部」が独立して存在することのほか、「生徒一人あたりの教員数が多い」「附属病院がある」「男子学生の受け入れに積極的」といった点に魅力を感じ、千葉大学を選んだという。

この日、3年生が取り組んだ課題は「ベッドメイキング」「体位変換」「歩行介

国立大学法人 千葉大学●DATA

千葉県千葉市。1949年に新制国立大学として発足し、看護学部は75年に設置。79年に大学院看護学研究科修士課程、93年に博士課程（看護学専攻。前期2年・後期3年）、2002年に独立専攻修士課程（看護システム管理学専攻）を新たに設置。入学定員80人、3年次編入学定員10人、総定員340人。

助」「全身清拭《せいしき》」「洗髪」「食事介助」など25の項目。２～５人程度のグループに分かれ、それぞれ異なる課題に取り組む。吉田さんのグループのこの日の課題は、「床上移動」と「車いすへの移動」。対象となる患者像は、あらかじめ自分たちで設定している。今回は、先日の看護基盤実習で担当した患者をモデルに、「脳梗塞《こうそく》を発症後、左半身麻痺《まひ》となった75歳男性」を想定。患者役と看護師役が入れ替わりながら、ベッドから起き上がらせて車いすに乗せるまでの動作を行う。

●追いかけた人

吉田《よしだ》　純《じゅん》さん／1990年新潟県生まれ。千葉大学看護学部看護学科３年生。入学と同時に故郷を離れ、一人暮らし。学業をはじめ、ソフトテニス部の活動、アルバイトなど多忙な日々を送る。

「右足がこの位置だとバランスが崩れるね」「左手をこちら側にまわしてみたら」「ベッドの高さを変えてみるか」――試行錯誤を繰り返しつつ、患者に負担をかけないよう、スムーズに移動させる動き方を探っていく。一方、隣のベッドでは、女子学生が目かくしをした患者役の学生に流動食を食べさせていた。「スプーンに盛る量、これくらいでどう？」「もっと少ないほうが食べやすいかも」「じゃ、これくらい」。考えながら実際に動いてみることで、技術を身につけていくようだ。また、患者役を体験することで、患者の立場への理解も深めていく。

実習室全体を見渡してみると、とてもにぎやかで、活気に満ちていた。「そっか、これじゃダメなんだ」「じゃ、こうしたほうがいいんじゃない？」。あちらこちらで議論が行われ、ときどき笑い声も響く。

患者の立場を体験すれば、相手への気配りができるように

学生たちを指導するのは、助教の椿祥子《つばきさちこ》先生と川上裕子《かわかみゆうこ》先生。さらに、この日は２人の大学院生が「ティーチングアシスタント」として参加している。先生たちは、学生たちから一歩離れ、しばらく黙ってようすを見守っている。そして、壁にぶつかったときや、明らかに誤った方向性に進みかけたときに声をかけ、アドバイスを与えている。最初から答えを示すのではなく、まずは学生たちが自分自身で考え、工夫を重ねて答えを導

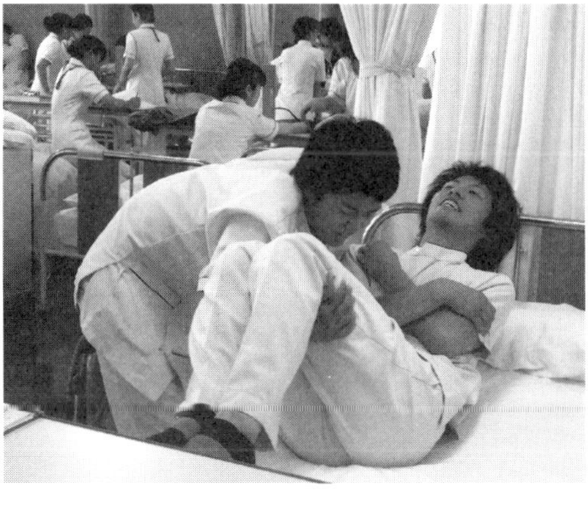

試行錯誤しながら、スムーズな動作を探る

き出すプロセスを尊重しているのだ。

椿先生は「卒業して看護の現場に入れば、設備も備品も看護の対象者も異なる。どんな看護の環境に置かれても、目的を正しく認識し、最善策をとれる応用力を身につけることが大切」と言う。また、同時に必要とされるのが「想像力」だ。

「最初は手順を覚えて、そのとおり進めるだけで精いっぱいでしょう。でも、演習をこなすうちに、相手の状態を観察しながら、それに合わせて対応できるようになっていきます。自分はこう考えて動いているが、相手はどう感じているのか。相手の立場に立って、想像力を働かせる訓練を積んでほしいと思います」

基礎看護実習室は９～17時まで開放されており、学生は出入り自由。吉田さんも、講義時間外にクラスメイトと看護基本技術の練習を繰り返している。

そして、椿先生が語る「看護師に必要な力」を養う場は、教室の外にもあるようだ。吉田さんは、大学のソフトテニス部に所属。３年次の現在は運営幹部という立場にあり、週４～５日活動している。

「ぼくはもともと不器用というか、けっして気が利くタイプではなかったんです。でも、部の運営にかかわる仕事や後輩の指導を通じて、人の状況を観察して気づかったり、先を読んで行動することを学んでいると感じますね」

また、吉田さんはアルバイトで個別指導塾の講師もつとめている。休日には彼女とデートもする。学生生活を楽しみながら、さまざまな人とコミュニケーションをとり、人間関係を築いているのだ。それらの活動のすべてが人間力アップにつながり、いずれ看護の現場でも生かされるにちがいない。

３年次より専門科目の授業と実習が増加し、多忙に

３年生になってからカリキュラムが密になり、かなり忙しくなったという。１～２年次は講義を中心に、ときどき実技演習が行われる程度で、平日でも週１回ほどは大学に行かない日があった。３年次では、専門科目の授業や実習が増え、講義がない日もレポートやテスト勉強に追われる。部活にはまめに参加しているとはいえ、昨年までほぼ毎日続けていたアルバイトは、いまは週１回のペース。遊びに出かける機会も以前より減った。

「大変ではありますが、この学習が将来なりたい自分につながっていると思うと

ある日の吉田さん

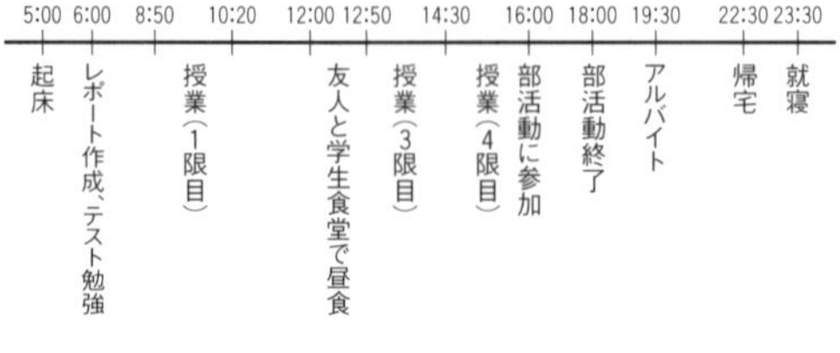

がんばれる。将来のイメージが徐々に明確になっていくのが楽しみです」

３年生になって増えたという専門科目には、「老人看護」「小児看護」「母性看護」「精神看護」「地域看護」といった領域がある。この日の４限目、吉田さんは「精神看護学」の講義に出席した。精神看護とは、精神的な疾患を抱える人々を対象としたケアのこと。担当教授である岩崎《いわさき》弥生《やよい》先生は、今回、音楽療法士をゲスト講師として招いていた。音楽の持つ特性を生かして、心身の健康回復を促す「音楽療法」。ピアノ伴奏に合わせての歌、手拍子、手振り、楽器演奏を交えた演習に、学生たちは興味津々のようすだ。岩崎教授は「精神は目に見えず、伝えにくいもの。でも、チャレンジしがいがある分野なので、『特殊なもの』という偏見は捨てて、関心を持ってほしい。そのためにも、今回のように楽しめる演習を取り入れるなどして、多様性のある授業を心がけています」と話す。

専門科目の履修を通じ、めざしたい道が見えてくる

こうした専門科目の履修をきっかけに、自分自身の志向性や、めざしたい分野を発見する学生も少なくないようだ。クラスメイトとの飲み会の場では、将来のビジョンを語り合うこともあるという吉田さん。仲間の一人は「小児看護」、一人は「老人看護」や「精神看護」に興味を持っているというが、彼自身は「保健師」という道を視野に入れている。

「さまざまな職種・立場の人と協働して地域全体の健康を管理し、病気を予防する。そういう選択肢もあるのだと気づいたんです。これから『訪問看護』の実習も予定されているのですが、『こちらから相手先に出向いてコミュニケーションをとる』という点では保健師の仕事に通じるものがあるので、いい勉強になりそうです。大学でいろいろ学ぶうちに、それまで知らなかった世界が見えてきた。これからも広い視野を持って、進むべき道を検討していきたいと思います」

４年次を迎えると、カリキュラムは実習が中心となる。より現場に近い経験を積み重ねるなかで、新たな発見もあるはず。選択肢はさらに広がっていくことだろう。

（取材は2012年６月）

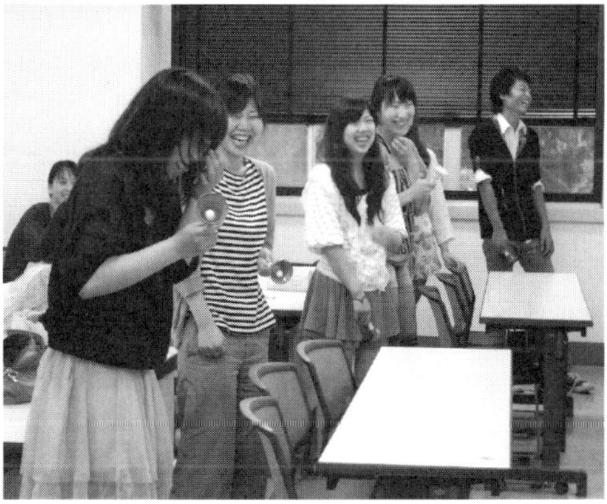

音楽やリズムが精神に
及ぼす影響を学ぶ

ルポ10

第5章

4.

入試準備のポイントは…

●自分に合った養成校を見つけるには、積極的に情報収集を

看護師の養成校には、大学、短期大学、専門学校があり、その特色や校風はさまざまです。設置主体も、国立大学法人立、都道府県立や市町村立、私立、各種の法人立など多岐にわたり、それによっても養成校のカラーが違います。

志望する養成校が自分に向いたところかどうか、養成校の教育理念、設備、実習先、カリキュラム、学費、国家試験の合格率、卒業生の就職先や進学先など、さまざまな面から調べておきましょう。学校案内や募集要項を読むだけでなく、できれば実際に足を運んでみたいもの。養成校の雰囲気もわかりますし、在校生の話が聞けるかもしれません。受験者を対象に学校説明会やオープンキャンパス、一日体験入学といった催しを行うところも。積極的に参加してみましょう。

●早め、早めの準備を心がけて

学校案内や募集要項は、毎年夏～秋ごろに翌年のものが作られます。養成校に請求方法を問い合わせて、早めに入手しましょう。試験日程や試験科目、募集人員、受験資格、受験に必要な書類などは、必ず受験する年度の要項で確認します。特に日程や試験科目、受験料などは前年と変わることもあるので注意します。

健康診断書など願書に添える書類で時間のかかるものは、多めに用意しておくと安心です。必要となる書類には、入学願書、高校卒業（見込み）証明書、成績証明書、人物調査書、身上書、健康診断書、写真などがあります。

●入試科目を核にして作戦を練ろう

入学試験は、一次で学科試験と論作文、二次で面接を実施するところが多く、

Q♡

【普通の受験勉強でいいの?】

A 基本的には高校で習った範囲でOKだが、題材として医療に関することが出題される傾向がある。生物については難度の高い専門的な出題がされるケースもある。専門学校などに多いので過去問をチェックしておこう。

オープンキャンパス、一日体験入学

施設・設備の見学、実技体験などで入学後のようすを知ってもらおうというもの。入試についての説明や個別相談を行うところもある。5月から9月ごろ、複数回実施することが多いが、事前申込が必要なところも。

養成校によっては適性検査や健康診断も行われます。一次試験で重視されるのはやはり学科試験。試験科目を中心に集中的な勉強は欠かせません。試験科目は国語、英語、数学、理科の４教科型が一般的で、理科は生物、化学からの選択式が多くなっています。各教科はそれぞれ国語総合、英Ⅰ・英Ⅱ、数Ⅰ・数Aなどと範囲が示されています。複数の養成校を受験する場合は、なるべく第一志望の養成校と試験科目が共通するところを選ぶと、効率のよい受験勉強ができます。

また、志望校の出題傾向も調べておきたいものです。養成校によっては過去の入試問題集を配布してくれるところもあります。高校の先輩など、その養成校の受験経験者から話を聞くのも参考になるでしょう。

●実力を確かめるには模擬試験を利用する

自分の学力のレベルを知るには、模擬試験が有効です。受ける際にはなるべく大規模なもの、特に看護・医療系学校の志望者が集まる試験を選ぶと、自分のレベルがはっきりします。ガイドブックなどの偏差値を参考にするなら、その値を算出した模擬試験を受けてみる必要があります。ただし、偏差値が高い養成校が、いい養成校とは限りません。合格範囲にある養成校のなかで、自分が納得して行きたいと思える養成校があれば、それがあなたにとっていい養成校です。

●受験スケジュールを立ててみよう

看護系の養成校の一般入試は１月中旬から３月ごろまで続きます。専門学校は１月から２月にかけて、大学、短大では２月から３月にかけての試験になります。センター試験を利用するところは、二次試験が２月中旬から３月上旬に行われます。各養成校の試験日程はそれぞれ違いますので、受験予定の養成校の試験日、合格発表、入学手続き締め切り日、また二次募集の日程などを書き出して、受験のスケジュールを立ててみましょう。試験の雰囲気に慣れるため、本命校の前にほかの養成校を受けてみるのも効果的です。しかし、やたらに受験を重ねるのも考えもの。集中力も落ちますし、疲れて体調も崩しやすくなってしまいます。

一般的な入試スケジュール

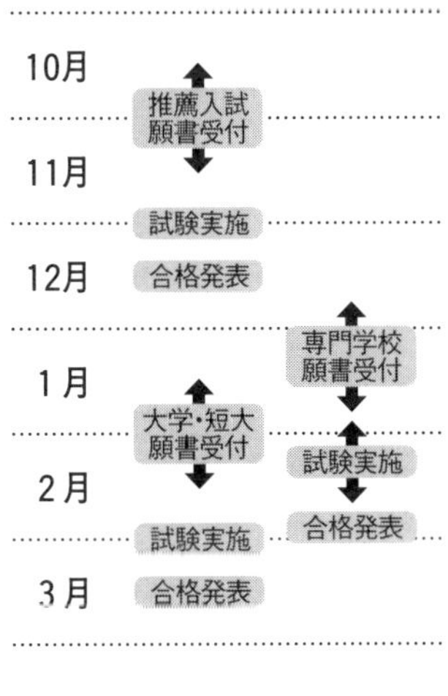

模擬試験

看護・医療系学校受験講座を持つ予備校で、全国公開の模擬試験を行っているところもある。科目別、志望校別成績を出してくれるので、力試しにいい。受験料は2500〜3500円程度。５月ごろから秋にかけて実施。

受験スケジュールを立ててみたら、ある養成校の一次試験と、ほかの養成校の二次試験の日が重なってしまうということもあるでしょう。どの養成校を優先するかはあらかじめ決めておきたいものですが、一次試験の手ごたえによっては別の養成校を優先するといった判断も必要です。また、合格しても期日までに入学手続きをすませないと合格が取り消されます。手続きの際に納入した学費は原則として返還されないので、すべり止めをどう設定するかも考えどころです。

●推薦入試にもトライ

一般入試に先がけて、多くの養成校では推薦入試を実施しています。

推薦入試には、指定された高校からしか受験できない指定校推薦入試と、それ以外の公募推薦入試があります。どちらの場合も成績が基準を満たしていることが推薦条件です。推薦入試の願書受付は10月から11月。書類選考と小論文、面接などが行われ、年内には合否が決まります。推薦入試は入りやすいと思われていますが、募集人員の枠によっては一般入試より競争率が高くなることもあります。しかし、たとえ不合格であっても、そのあとの一般入試で受験し直すこともできます。受験のチャンスが増えるのですから、推薦入試を上手に活用しましょう。

●論作文対策の第一はとにかく書くこと

論作文試験は、受験者のものの考え方や文章をまとめる力などを見るために行われます。あるテーマや文章について記述する形式で、制限時間は30～60分、字数制限は400～800字程度というケースが多いようです。試験対策は、とにかくたくさん書いてみること。書けば書くほど上達します。原稿用紙の使い方や文章の構成に気を配り、何がいいたいのかをわかりやすく伝えます。最近の医療をめぐる動きや社会問題をチェックして、自分なりの考察を深めておくことも大切です。

●面接では自分の意欲をアピールしよう

一般入試の二次試験では、ほとんどの養成校が面接を行っています。また、推薦入試や社会人入試では特に面接が重視されます。個人面接や３人から５人くらいの集団面接が一般的ですが、最近は受験者をグループに分けて討議や話し合いをさせ、そのようすを観察するという方法も見られます。

面接の目的は、受験生が看護師として、またその養成校で学ぶ学生としてふさ

推薦入試

大学、短期大学、専門学校のいずれにも推薦入試の制度があり、ほぼ９割の養成校が実施。短大ではほとんどすべての学校が実施。募集人員は学年定員の２割程度が多いが、なかには半数以上というところも。

わしい人物かどうかを判断すること。看護師になりたいという意欲や入学の意思を見きわめ、協調性や積極性など集団生活に必要な資質が確認されます。

面接での質問は、どうして看護師になろうと思ったのか、なぜこの学校を選んだのかという志望理由や、ハードな勉強に耐えられるか（意欲、健康、学費面で）、性格について（長所・短所）、将来の希望（就職先や進学、めざす看護師像など）などが多いようです。きちんと答えられるようにしておきます。第一印象を左右する、清潔感、明るさ、礼儀正しさにも、気を配りましょう。

●学費の確認も忘れずに

学費のおもなものは入学金と授業料ですが、2012年度のデータで見ると、入学金は０～50万円くらい。授業料については、大学は国公立で約54万円、私立で80～130万円。短大は公立で約40万円、私立で約60～100万円。専門学校は設置主体によって私立の短大程度の授業料が必要なところから、ほとんど学費のかからないところまでさまざまです。そのほか、施設設備費や施設維持費、実習費などが必要となる学校も多く、教科書代や教材費もかなりかかります。実習地が遠い場合には交通費や宿泊費も別途必要になります。

年間の学費をおおざっぱにまとめると、国公立の大学・短大で80～100万円台、私立大学・短大は100～200万円台。専門学校は国公立が20～50万円台、私立は50～100万円台となっています。学費は募集要項や入学案内に明記されています。志望校を選ぶときに資金の計画も立てておきましょう。

●奨学金を受けるなら内容をよく調べてから

ほとんどの養成校には、奨学金制度があります。日本学生支援機構や都道府県、市町村の奨学金のほかに、養成校が独自に設けた奨学金もあります。これらのなかには、看護職員の確保が目的で設けられ、卒業後、その地域や系列の医療機関に一定期間勤務すれば返済の免除が受けられるものもあります。奨学金を受ける際には貸与規定をよく読み、十分納得したうえで利用するのが賢明です。

東京都看護師等修学資金貸与事業（2012年度）

■対象
都内の保健師、助産師、看護師、准看護師学校または看護系大学院修士課程に在学中で、卒業（修了）後に都内で看護業務に従事する意思があり、経済的理由により修学が困難な人

■貸与の種類と月額
第一種：（公立）３万2000円（民間）３万6000円、准看護学校（公立）1万5000円（民間）2万1000円、大学院修士課程８万3000円
第二種：１口２万5000円で２口まで

■申込資格
第一種：卒業（修了）後、都内で５年以上看護業務に従事する意思のある人
第二種：卒業（修了）後、都内で看護業務に従事する意思のある人

■返還の免除（第一種のみ）
知事の指定する都内施設で５年間看護業務に従事した場合（大学院修士課程は修了後１年以内に就業し、都内で５年間看護業務に従事した場合）は返還を免除。一部免除もあり。

※貸与申請は入学後

第5章

5.

国家試験のことも知っておきたい

●「看護師国家試験」は年に１回、毎年２月に実施

養成学校を卒業しても、国家試験に合格しなければ看護師にはなれません。

国家試験は毎年１回行われ、近年は２月下旬の日曜日に実施されています。おもな受験資格は以下のとおりです。

1. 文部科学大臣の指定した養成校で３年以上看護師になるのに必要な学科を学んだ（修業見込みを含む）人。
2. 厚生労働大臣の指定した看護師養成校を卒業した（見込みを含む）人。
3. 免許取得後３年以上業務に従事している准看護師、または高等学校もしくは中等教育学校を卒業している准看護師で、指定学校または指定養成所で２年以上学んだ人。
4. 外国の養成校を卒業、または外国で看護師免許を得た人で、厚生労働大臣が１または２と同等以上の知識と技能があると認めた人。

●試験は４肢・５肢択一と５肢択二が中心。問題解決能力を見る出題も

試験科目はP.133の表のとおりです。出題形式は４肢・５肢択一と５肢択二が中心で、午前・午後ともに120問が出題されます。そのうち60問は状況設定問題で、看護の現場で起きるであろう場面を設定して適切な対応を考えさせるというもの。問題を分析、検討、推論する思考能力、問題解決能力などを判断します。

●出願手続き、受験料、試験地は

受験願書、受験資格を証明する書類（修業証明書または修業見込証明書など）、返信用封筒を願書受付期間中に試験地を統括する試験事務所に提出します。なお、修業見込みで受験した場合は、後日修業証明書を期限までに提出しないと、受験が無効になります。

受験手数料は5400円（2012年）。試験地は、北海道、青森県、宮城県、東京都、愛知県、石川県、大阪府、広島県、香川県、福岡県、沖縄県の11か所です。

●合格発表の時期は３月末

合格発表は３月末です。合格者は厚生労働省の看護師籍に登録手続きを行い、晴れて免許を手に入れます。就職先はすでに決まっているのに不合格になってしまったら……。残念ながら看護師として働くことはできません。就職先によっては看護助手として雇用してくれるところもありますが、免許取得が雇用条件となっていた場合は就職自体が白紙になってしまいます。

2012年に実施された試験では、５万3702人が受験し、４万8400人が合格しました。合格率は90.1％。授業をきちんと受け、課題や実習に真剣に取り組んでいれば、国家試験は突破できるはずです。

●「助産師国家試験」「保健師国家試験」も前後して実施

助産師の国家試験と保健師の国家試験も毎年２月に行われます。試験日は重ならないため「看護師国家試験」と同年に受験することが可能です。受験資格は「看護師国家試験」の受験資格を満たし、指定学校で必要な学科を修めた人、または養成所を卒業した人（見込みを含む）となっています。

国家試験科目

看護師	①人体の構造と機能 ②疾病の成り立ちと回復の促進 ③健康支援と社会保障制度 ④基礎看護学　⑤成人看護学 ⑥老年看護学　⑦小児看護学 ⑧母性看護学　⑨精神看護学 ⑩在宅看護論 ⑪看護の統合と実践
保健師	①公衆衛生看護学　②疫学 ③保健統計学 ④保健医療福祉行政論
助産師	①基礎助産学 ②助産診断・技術学 ③地域母子保健 ④助産管理

国家試験受験者数と合格率

年	看護師	
	受験者数（人）	合格率（％）
2008	51,313	90.3
2009	50,906	89.9
2010	52,883	89.5
2011	54,138	91.8
2012	53,702	90.1

年	保健師	
	受験者数（人）	合格率（％）
2008	11,055	91.1
2009	12,049	97.7
2010	13,048	86.6
2011	14,819	86.3
2012	15,758	86.0

年	助産師	
	受験者数（人）	合格率（％）
2008	1,722	98.1
2009	1,742	99.9
2010	1,901	83.1
2011	2,410	97.2
2012	2,132	95.0

（資料：『平成23年看護関係統計資料集』日本看護協会出版会等をもとに作成）

●第５章

あなたにふさわしいルートは？

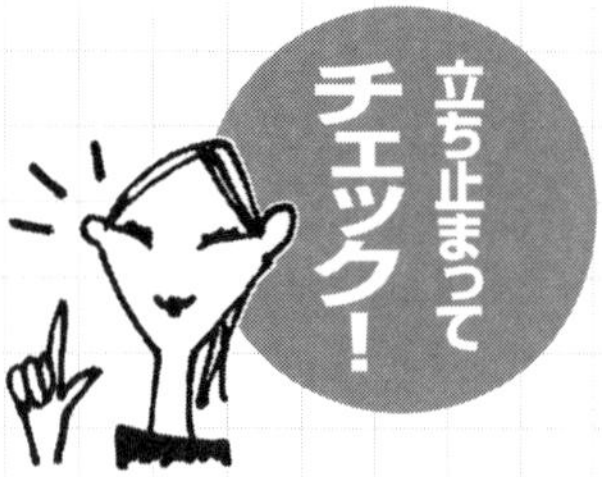
立ち止まってチェック！

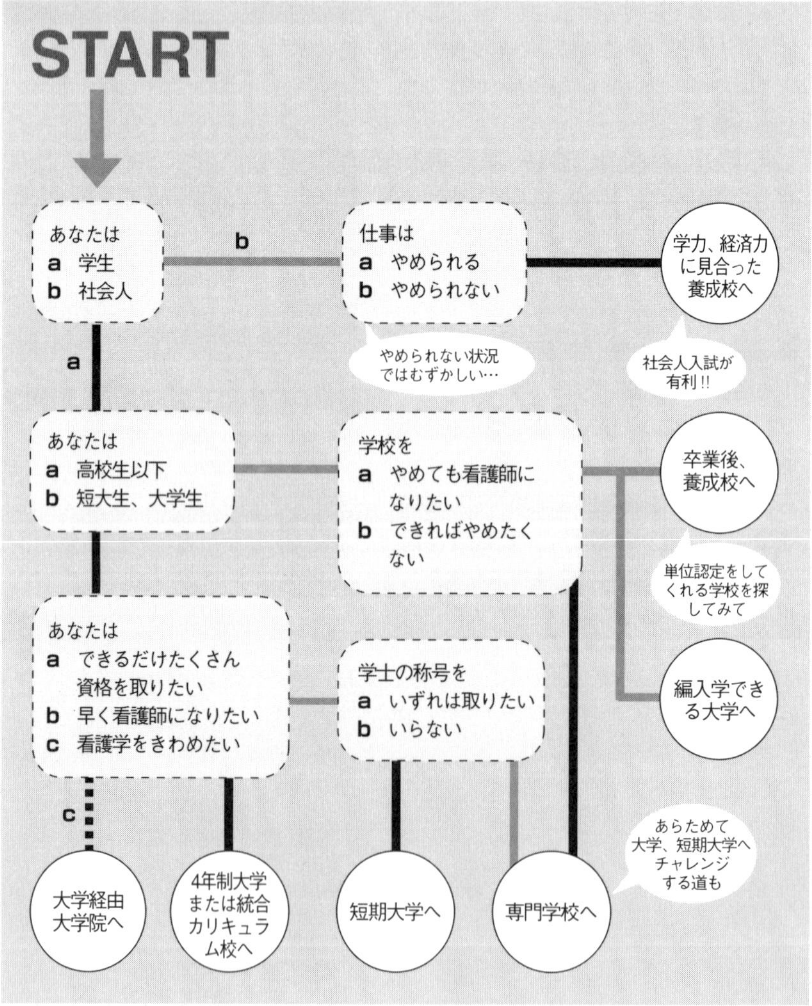
START
あなたは
a　学生
b　社会人
b
仕事は
a　やめられる
b　やめられない
学力、経済力に見合った養成校へ
やめられない状況ではむずかしい…
社会人入試が有利!!
a
あなたは
a　高校生以下
b　短大生、大学生
学校を
a　やめても看護師になりたい
b　できればやめたくない
卒業後、養成校へ
単位認定をしてくれる学校を探してみて
あなたは
a　できるだけたくさん資格を取りたい
b　早く看護師になりたい
c　看護学をきわめたい
学士の称号を
a　いずれは取りたい
b　いらない
編入学できる大学へ
c
大学経由大学院へ
4年制大学または統合カリキュラム校へ
短期大学へ
専門学校へ
あらためて大学、短期大学へチャレンジする道も

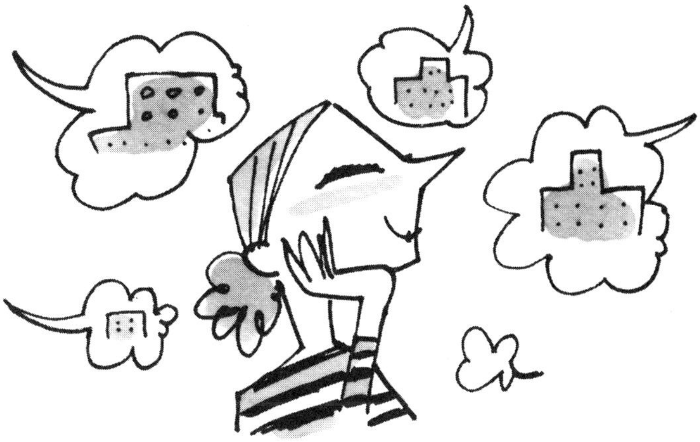

役立ち情報ページ

看護師になりたい！　と気持ちがかたまったら
まずは養成校選びから始めましょう。
将来のキャリアアップや働きたい職場も考えて
あなたにふさわしい養成校を探してください。
就職先探しに役立つ情報も集めました。

看護師国家試験
受験資格のための養成校リスト

看護師の国家試験を受験するためには３年課程の養成校を卒業する必要があります。
主として専門学校ですが、大学の数も増えてきています。短期大学もあります。

４年制大学

都道府県	名称	定員	住所	TEL
北海道	★☆ 旭川医科大学医学部看護学科	60名	〒078-8510 北海道旭川市緑が丘東２条1-1-1	(0166)68-2214
	北海道大学 医学部保健学科看護学専攻	70名	〒060-0812 北海道札幌市北区北12条西５	(011)706-3318
	★ 札幌医科大学 保健医療学部看護学科	50名	〒060-8556 北海道札幌市中央区南１条西17	(011)611-2111
	★ 札幌市立大学看護学部看護学科	80名	〒060-0011 北海道札幌市中央区北11条西13	(011)726-2500
	★ 名寄市立大学 保健福祉学部看護学科	50名	〒096-8641 北海道名寄市西４条北8-1	(01654)2-4194
	★ 旭川大学 保健福祉学部保健看護学科	60名	〒079-8501 北海道旭川市永山３条23-1-9	(0166)48-3121
	天使大学看護栄養学部看護学科	87名	〒065-0013 北海道札幌市東区北13条東3-1-30	(011)741-1051
	★ 日本赤十字北海道看護大学 看護学部看護学科	100名	〒090-0011 北海道北見市曙町664-1	(0157)66-3311
	★ 北海道医療大学 看護福祉学部看護学科	90名	〒061-0293 北海道石狩郡当別町金沢1757 （当別キャンパス）	(0133)23-1211
	北海道文教大学 人間科学部看護学科	80名	〒061-1449 北海道恵庭市黄金中央5-196-1	(0123)34-0160
青森	★☆ 弘前大学 医学部保健学科看護学専攻	80名	〒036-8564 青森県弘前市本町66-1	(0172)33-5111
	★☆ 青森県立保健大学 健康科学部看護学科	100名	〒030-8505 青森県青森市大字浜館字間瀬58-1	(017)765-2144
	★ 弘前医療福祉大学 保健学部看護学科	50名	〒036-8102 青森県弘前市大字小比内3-18-1	(0172)27-1001
	★ 弘前学院大学看護学部看護学科	70名	〒036-8577 青森県弘前市稔町13-1	(0172)34-5211
岩手	★☆ 岩手県立大学看護学部看護学科	90名	〒020-0193 岩手県岩手郡滝沢村滝沢字巣子152-52 （滝沢キャンパス）	(019)694-2014
宮城	☆ 東北大学 医学部保健学科看護学専攻	70名	〒980-8575 宮城県仙台市青葉区星陵町2-1 （星陵キャンパス）	(022)717-7905
	★ 宮城大学看護学部看護学科	90名	〒981-3298 宮城県黒川郡大和町学苑1-1 （大和キャンパス）	(022)377-8333
	★ 東北福祉大学 健康科学部保健看護学科	70名	〒981-8522 宮城県仙台市青葉区国見1-8-1	(022)233-3111
	★ 東北文化学園大学 医療福祉学部看護学科	80名	〒981-8551 宮城県仙台市青葉区国見6-45-1	(0120)556-923
秋田	★☆ 秋田大学 医学部保健学科看護学専攻	70名	〒010-8543 秋田県秋田市本道1-1-1 （本道キャンパス）	(018)889-2256
	★☆ 秋田看護福祉大学 看護福祉学部看護学科	50名	〒017-0046 秋田県大館市清水2-3-4	(0186)43-6510
	★ 日本赤十字秋田看護大学 看護学部看護学科	100名	〒010-1493 秋田県秋田市上北手猿田字苗代沢17-3	(018)829-3759
山形	★ 山形大学医学部看護学科	60名	〒990-9585 山形県山形市飯田西2-2-2 （飯田キャンパス）	(023)628-5049
	★☆ 山形県立保健医療大学 保健医療学部看護学科	50名	〒990-2212 山形県山形市上柳260	(023)686-6688

福島	★☆	福島県立医科大学 看護学部看護学科	80名	〒960-1295	福島県福島市光が丘1	(024)547-1093
茨城	★	筑波大学医学群看護学類	70名	〒305-8577	茨城県つくば市天王台1-1-1	(029)853-6007
	★	茨城県立医療大学 保健医療学部看護学科	50名	〒300-0394	茨城県稲敷郡阿見町大字阿見4669-2	(029)840-2111
	★	茨城キリスト教大学 看護学部看護学科	80名	〒319-1295	茨城県日立市大みか町6-11-1	(0120)56-1890
	★	つくば国際大学 医療保健学部看護学科	80名	〒300-0051	茨城県土浦市真鍋6-20-1	(029)826-6000
栃木	★	国際医療福祉大学 保健医療学部看護学科	100名	〒324-8501	栃木県大田原市北金丸2600-1	(0287)24-3200
	★☆	自治医科大学看護学部看護学科	105名	〒329-0498	栃木県下野市薬師寺3311-159	(0285)58-7447
	★	獨協医科大学看護学部看護学科	90名	〒321-0293	栃木県下都賀郡壬生町北小林880	(0282)87-2108
群馬	★☆	群馬大学 医学部保健学科看護学専攻	80名	〒371-8511	群馬県前橋市昭和町3-39-22 (昭和キャンパス)	(027)220-8908
	★	群馬県立県民健康科学大学 看護学部看護学科	80名	〒371-0052	群馬県前橋市上沖町323-1	(027)235-1211
	★	桐生大学医療保健学部看護学科	80名	〒379-2392	群馬県みどり市笠懸町阿佐美606-7	(0277)48-9107
	★	群馬医療福祉大学 看護学部看護学科	80名	〒375-0024	群馬県藤岡市藤岡787-2 (藤岡キャンパス)	(0274)24-2941
	★	群馬パース大学 保健科学部看護学科	70名	〒370-0006	群馬県高崎市問屋町1-7-1	(027)365-3370
	★	上武大学看護学部看護学科	80名	〒370-1393	群馬県高崎市新町270-1 (高崎キャンパス)	(0120)41-0509
	★	高崎健康福祉大学 保健医療学部看護学科	80名	〒370-0033	群馬県高崎市中大類町501	(027)352-1291
埼玉	★☆	埼玉県立大学 保健医療福祉学部看護学科	120名	〒343-8540	埼玉県越谷市三野宮820	(048)973-4117
	★	埼玉医科大学 保健医療学部看護学科	80名	〒350-1241	埼玉県日高市山根1397-1 (日高キャンパス)	(042)984-4801
	★	西武文理大学看護学部看護学科	80名	〒350-1336	埼玉県狭山市柏原新田311-1	(04)2954-7575
	★☆	東都医療大学 ヒューマンケア学部看護学科	100名	〒366-0052	埼玉県深谷市上柴町西4-2-11	(048)574-2500
	★	日本医療科学大学 保健医療学部看護学科	80名	〒350-0435	埼玉県入間郡毛呂山町下川原1276	(049)230-5000
	★	日本保健医療大学 保健医療学部看護学科	100名	〒340-0113	埼玉県幸手市幸手1961-2	(0480)40-4848
	★	人間総合科学大学 保健医療学部看護学科	80名	〒339-8555	埼玉県さいたま市岩槻区 太田字新正寺曲輪354-3 (岩槻キャンパス)	(048)749-6111
	★	目白大学看護学部看護学科	100名	〒339-8501	埼玉県さいたま市岩槻区浮谷320 (岩槻キャンパス)	(048)797-2222
千葉	★☆	千葉大学看護学部看護学科	80名	〒260-8672	千葉県千葉市中央区亥鼻1-8-1 (亥鼻キャンパス)	(043)226-2453
	★☆	千葉県立保健医療大学 健康科学部看護学科	80名	〒261-0014	千葉県千葉市美浜区若葉2-10-1	(043)296-2000
		亀田医療大学看護学部看護学科	80名	〒296-0001	千葉県鴨川市横渚462	(04)7099-1211
	★	三育学院大学看護学部看護学科	50名	〒298-0297	千葉県夷隅郡大多喜町久我原1500	(0470)84-0260
	★	淑徳大学看護栄養学部看護学科	100名	〒260-8703	千葉県千葉市中央区仁戸名町673 (千葉第2キャンパス)	(043)265-6881
	★☆	順天堂大学 医療看護学部看護学科	200名	〒279-0023	千葉県浦安市高洲2-5-1 (浦安キャンパス)	(047)355-3111
	★	城西国際大学看護学部看護学科	100名	〒283-8555	千葉県東金市求名1 (千葉東金キャンパス)	(0475)55-8855
	★☆	帝京平成大学 ヒューマンケア学部看護学科	99名	〒290-0193	千葉県市原市うるいど南4-1 (千葉キャンパス)	(0436)74-5511
	★	了徳寺大学健康科学部看護学科	80名	〒279-8567	千葉県浦安市明海5-8-1	(047)382-2111
東京	★	東京医科歯科大学 医学部保健衛生学科看護学専攻	55名	〒113-8510	東京都文京区湯島1-5-45	(03)5803-5083
		東京大学 医学部健康総合科学科	40名	〒113-0033	東京都文京区本郷7-3-1	(03)5841-1222

	★	首都大学東京 健康福祉学部看護学科	80名	〒116-8551 東京都荒川区東尾久7-2-10 （荒川キャンパス）	(03)3819-1211
	★☆	杏林大学保健学部 看護学科看護学専攻	90名	〒181-8611 東京都三鷹市新川6-20-2 （三鷹キャンパス）	(042)691-8613
		杏林大学保健学部 看護学科看護養護教育学専攻	30名	〒192-8508 東京都八王子市宮下町476 （八王子キャンパス）	(042)691-8613
	★	上智大学 総合人間科学部看護学科	70名	〒102-8554 東京都千代田区紀尾井町7-1	(03)3238-3904
	★	聖路加看護大学 看護学部看護学科	60名	〒104-0044 東京都中央区明石町10-1	(03)3543-6391
		帝京科学大学医療科学部看護学科	80名	〒120-0045 東京都足立区千住桜木2-2-1	(03)6910-1010
	★	帝京大学医療技術学部看護学科	130名	〒173-8605 東京都板橋区加賀2-11-1 （板橋キャンパス）	(0120)335933
	★	東京有明医療大学 看護学部看護学科	50名	〒135-0063 東京都江東区有明2-9-1	(03)6703-7000
	★	東京医療保健大学 医療保健学部看護学科	100名	〒141-8648 東京都品川区東五反田4-1-17 （五反田キャンパス）	(03)5421-7655
		東京医療保健大学 東が丘看護学部看護学科	100名	〒152-8558 東京都目黒区東が丘2-5-1 （国立病院機構キャンパス）	(03)5779-5031
	★	東京工科大学 医療保健学部看護学科	80名	〒144-8535 東京都大田区西蒲田5-23-22 （蒲田キャンパス）	(0120)444-925
	★	東京慈恵会医科大学 医学部看護学科	40名	〒182-8570 東京都調布市国領町8-3-1	(03)3480-1151
	★	東京女子医科大学 看護学部看護学科	90名	〒162-8666 東京都新宿区河田町8-1 （河田町キャンパス）（大東キャンパスあり）	(03)3357-4801
	★	東邦大学看護学部看護学科	102名	〒143-0015 東京都大田区大森西4-16-20 （大森キャンパス）	(03)3762-9881
	★	日本赤十字看護大学 看護学部看護学科	130名	〒150-0012 東京都渋谷区広尾4-1-3 （広尾キャンパス）（武蔵野キャンパスあり）	(03)3409-0950 （広尾）
	★	武蔵野大学看護学部看護学科	110名	〒202-8585 東京都西東京市新町1-1-20 （武蔵野キャンパス）	(042)468-3200
神奈川	★☆	神奈川県立保健福祉大学 保健福祉学部看護学科	80名	〒238-8522 神奈川県横須賀市平成町1-10-1	(046)828-2530
	★	横浜市立大学医学部看護学科	100名	〒236-0004 神奈川県横浜市金沢区福浦3-9 （福浦キャンパス）	(045)787-2055
	★☆	北里大学看護学部看護学科	100名	〒252-0373 神奈川県相模原市南区北里1-15-1 （相模原キャンパス）	(042)778-9281
	★☆	慶應義塾大学 看護医療学部看護学科	100名	〒252-0883 神奈川県藤沢市遠藤4411	(0466)49-6200
	★	国際医療福祉大学 小田原保健医療学部看護学科	50名	〒250-8588 神奈川県小田原市城山1-2-25	(0465)21-0361
	★☆	昭和大学保健医療学部看護学科	95名	〒226-8555 神奈川県横浜市緑区十日市場町1865 （横浜キャンパス）	(045)985-6555
	★	東海大学健康科学部看護学科	70名	〒259-1193 神奈川県伊勢原市下糟屋143 （伊勢原キャンパス）	(0463)93-1121
	★	横浜創英大学看護学部看護学科	80名	〒226-0015 神奈川県横浜市緑区三保町1	(045)922-5641
新潟	★☆	新潟大学 医学部保健学科看護学専攻	80名	〒951-8518 新潟県新潟市中央区旭町通２番町746 （旭町キャンパス）	(025)227-2357
	★☆	新潟県立看護大学 看護学部看護学科	90名	〒943-0147 新潟県上越市新南町240	(025)526-2811
	★☆	新潟医療福祉大学 健康科学部看護学科	80名	〒950-3198 新潟県新潟市北区島見町1398	(025)257-4459
	★☆	新潟青陵大学 看護福祉心理学部看護学科	80名	〒951-8121 新潟県新潟市中央区水道町1-5939	(025)266-8833
富山	★☆	富山大学医学部看護学科	80名	〒930-0194 富山県富山市杉谷2630 （杉谷キャンパス）	(076)445-6100
石川	★	金沢大学医薬保健学域 保健学類看護学専攻	80名	〒920-0942 石川県金沢市小立野5-11-80	(076)265-2500
	★	石川県立看護大学 看護学部看護学科	80名	〒929-1210 石川県かほく市学園台1-1	(076)281-8300
	★☆	金沢医科大学 看護学部看護学科	60名	〒920-0293 石川県河北郡内灘町大学1-1	(076)286-2211

福井	★☆ 福井大学医学部看護学科	60名	〒910-1193	福井県吉田郡永平寺町松岡下合月23-3 （松岡キャンパス）	(0776)61-3111
	★ 福井県立大学 看護福祉学部看護学科	50名	〒910-1195	福井県吉田郡永平寺町松岡兼定島4-1-1	(0776)61-6000
山梨	★☆ 山梨大学医学部看護学科	60名	〒409-3898	山梨県中央市下河東1110 （医学部キャンパス）	(055)220-8046
	★☆ 山梨県立大学看護学部看護学科	100名	〒400-0062	山梨県甲府市池田1-6-1（池田キャンパス）	(055)253-7780
長野	★☆ 信州大学 医学部保健学科看護学専攻	70名	〒390-8621	長野県松本市旭3-1-1 （松本キャンパス）	(0263)37-2356
	★☆ 長野県看護大学 看護学部看護学科	80名	〒399-4117	長野県駒ケ根市赤穂1694	(0265)81-5100
	★ 佐久大学看護学部看護学科	90名	〒385-0022	長野県佐久市岩村田2384	(0267)68-6680
岐阜	★☆ 岐阜大学医学部看護学科	80名	〒501-1193	岐阜県岐阜市柳戸1-1	(058)293-3217
	★☆ 岐阜県立看護大学 看護学部看護学科	80名	〒501-6295	岐阜県羽島市江吉良町3047-1	(058)397-2300
	★ 岐阜医療科学大学 保健科学部看護学科	80名	〒501-3892	岐阜県関市市平賀字長峰795-1	(0575)22-9401
	★ 中京学院大学看護学部看護学科	80名	〒509-6192	岐阜県瑞浪市土岐町2216 （瑞浪キャンパス）	(0572)68-4555
静岡	★ 浜松医科大学医学部看護学科	60名	〒431-3192	静岡県浜松市東区半田山1-20-1	(053)435-2205
	★ 静岡県立大学看護学部看護学科	55名	〒422-8526	静岡県静岡市駿河区谷田52-1	(054)264-5007
	★ 順天堂大学 保健看護学部看護学科	120名	〒411-8787	静岡県三島市大宮町3-7-33 （三島キャンパス）	(055)991-3111
	★ 聖隷クリストファー大学 看護学部看護学科	145名	〒433-8558	静岡県浜松市北区三方原町3453	(053)439-1401
愛知	★☆ 名古屋大学 医学部保健学科看護学専攻	80名	〒461-8673	愛知県名古屋市東区大幸南1-1-20 （大幸キャンパス）	(052)719-1518
	★ 愛知県立大学 看護学部看護学科	90名	〒463-8502	愛知県名古屋市守山区大字上志段味字東谷 （守山キャンパス）	(052)736-1401
	★ 名古屋市立大学 看護学部看護学科	80名	〒467-8601	愛知県名古屋市瑞穂区瑞穂町字川澄1	(052)853-8020
	★ 愛知医科大学看護学部看護学科	100名	〒480-1195	愛知県長久手市岩作雁又1-1	(0561)61-5412
	★ 椙山女学園大学 看護学部看護学科	女子100名	〒464-8662	愛知県名古屋市千種区星が丘元町17-3 （星が丘キャンパス）	(052)781-1186
	★ 中部大学 生命健康科学部保健看護学科	100名	〒487-8501	愛知県春日井市松本町1200 （春日井キャンパス）	(0568)51-1111
	★ 豊橋創造大学 保健医療学部看護学科	80名	〒440-8511	愛知県豊橋市牛川町松下20-1	(050)2017-2100
	★ 日本赤十字豊田看護大学 看護学部看護学科	120名	〒471-8565	愛知県豊田市白山町七曲12-33	(0565)36-5228
	★ 藤田保健衛生大学 医療科学部看護学科	100名	〒470-1192	愛知県豊明市沓掛町田楽ケ窪1-98	(0562)93-2504
三重	★☆ 三重大学医学部看護学科	80名	〒514-8507	三重県津市江戸橋2-174	(059)231-9063
	★☆ 三重県立看護大学 看護学部看護学科	100名	〒514-0116	三重県津市夢が丘1-1-1	(059)233-5602
	★☆ 四日市看護医療大学 看護学部看護学科	100名	〒512-8045	三重県四日市市萱生町1200	(059)340-0707
滋賀	★☆ 滋賀医科大学医学部看護学科	60名	〒520-2192	滋賀県大津市瀬田月輪町	(077)548-2071
	★☆ 滋賀県立大学 人間看護学部人間看護学科	60名	〒522-8533	滋賀県彦根市八坂町2500	(0749)28-8217
	★ 聖泉大学看護学部看護学科	80名	〒521-1123	滋賀県彦根市肥田町720	(0749)43-3600
京都	★ 京都大学 医学部人間健康科学科看護学専攻	70名	〒606-8507	京都府京都市左京区聖護院川原町53	(075)751-3906
	★☆ 京都府立医科大学医学部看護学科	85名	〒602-0857	京都府京都市上京区 清和院口寺町東入ル中御霊町410	(075)251-5167
	★☆ 京都光華女子大学 健康科学部看護学科	女子70名	〒615-0882	京都府京都市右京区西京極葛野町38	(075)312-1899
	★☆ 京都橘大学看護学部看護学科	95名	〒607-8175	京都府京都市山科区大宅山田町34	(075)574-4116
	★ 佛教大学 保健医療技術学部看護学科	65名	〒603-8301	京都府京都市北区紫野北花ノ坊町96 （紫野キャンパス）	(075)491-2141

	★☆	明治国際医療大学 看護学部看護学科	60名	〒629-0392 京都府南丹市日吉町保野田	(0771)72-1188
大阪	★☆	大阪大学 医学部保健学科看護学専攻	80名	〒565-0871 大阪府吹田市山田丘1-7 (吹田キャンパス)	(06)6879-2512
	★☆	大阪府立大学 地域保健学域看護学類	120名	〒583-8555 大阪府羽曳野市はびきの3-7-30 (羽曳野キャンパス)	(072)950-2111
	★	大阪市立大学医学部看護学科	40名	〒545-0051 大阪府大阪市阿倍野区旭町1-5-17 (阿倍野キャンパス)	(06)6645-3511
	★	藍野大学医療保健学部看護学科	80名	〒567-0012 大阪府茨木市東太田4-5-4	(072)627-1711
	★☆	大阪医科大学看護学部看護学科	85名	〒569-8686 大阪府高槻市大学町2-7	(072)684-7117
	★	関西医療大学 保健看護学部保健看護学科	80名	〒590-0482 大阪府泉南郡熊取町若葉2-11-1	(072)453-8251
	☆	摂南大学看護学部看護学科	100名	〒572-8508 大阪府寝屋川市池田中町17-8	(072)839-9104
	★☆	千里金蘭大学看護学部看護学科	女子80名	〒565-0873 大阪府吹田市藤白台5-25-1	(06)6872-0673
	★	太成学院大学看護学部看護学科	女子80名	〒587-8555 大阪府堺市美原区平尾1060-1 (美原キャンパス)	(072)362-3732
		宝塚大学看護学部看護学科	100名	〒530-0012 大阪府大阪市北区芝田1-13-16 (梅田キャンパス)	(06)6376-0853
	★	梅花女子大学看護学部看護学科	女子80名	〒567-8578 大阪府茨木市宿久庄2-19-5	(072)643-6566
	★	森ノ宮医療大学 保健医療学部看護学科	80名	〒559-8611 大阪府大阪市住之江区南港北1-26-16	(0120)68-8908
兵庫		神戸大学 医学部保健学科看護学専攻	80名	〒654-0142 兵庫県神戸市須磨区友が丘7-10-2	(078)796-4504
	★☆	兵庫県立大学看護学部看護学科	100名	〒673-8588 兵庫県明石市北王子町13-71 (明石キャンパス)	(078)925-9404
	★	神戸市看護大学 看護学部看護学科	80名	〒651-2103 兵庫県神戸市西区学園西町3-4	(078)794-8080
	★	関西看護医療大学 看護学部看護学科	80名	〒656-2131 兵庫県淡路市志筑1456-4	(0799)60-1200
	★	関西福祉大学看護学部看護学科	80名	〒678-0255 兵庫県赤穂市新田380-3	(0791)46-2525
	★☆	近大姫路大学看護学部看護学科	100名	〒671-0101 兵庫県姫路市大塩町2042-2	(079)247-7306
	★☆	甲南女子大学 看護リハビリテーション学部 看護学科	女子85名	〒658-0001 兵庫県神戸市東灘区森北町6-2-23	(078)431-0499
	★	神戸常盤大学 保健科学部看護学科	75名	〒653-0838 兵庫県神戸市長田区大谷町2-6-2	(078)611-1821
	★☆	園田学園女子大学 人間健康学部人間看護学科	女子80名	〒661-8520 兵庫県尼崎市南塚口町7-29-1	(06)6429-1201
	★☆	兵庫医療大学看護学部看護学科	100名	〒650-8530 兵庫県神戸市中央区港島1-3-6	(078)304-3030
	★	兵庫大学健康科学部看護学科	60名	〒675-0195 兵庫県加古川市平岡町新在家2301	(079)427-1116
奈良	★	奈良県立医科大学 医学部看護学科	85名	〒634-8521 奈良県橿原市四条町840	(0744)29-8917
	★	畿央大学 健康科学部看護医療学科	90名	〒635-0832 奈良県北葛城郡広陵町馬見中4-2-2	(0745)54-1603
		天理医療大学医療学部看護学科	70名	〒632-0018 奈良県天理市別所町80-1	(0743)63-7811
和歌山	★	和歌山県立医科大学 保健看護学部保健看護学科	80名	〒641-0011 和歌山県和歌山市三葛580	(073)446-6700
鳥取	★☆	鳥取大学 医学部保健学科看護学専攻	80名	〒683-8503 鳥取県米子市西町86 (米子キャンパス)	(0859)38-7096
島根	★	島根大学医学部看護学科	60名	〒693-8501 島根県出雲市塩冶町89-1 (出雲キャンパス)	(0853)20-2087
	★	島根県立大学看護学部看護学科	80名	〒693-8550 島根県出雲市西林木町151 (出雲キャンパス)	(0853)20-0215
岡山	★☆	岡山大学 医学部保健学科看護学専攻	80名	〒700-8558 岡山県岡山市北区鹿田町2-5-1 (鹿田キャンパス)	(086)223-7151
	☆	岡山県立大学 保健福祉学部看護学科	40名	〒719-1197 岡山県総社市窪木111	(0866)94-2111
	★	新見公立大学看護学部看護学科	60名	〒718-8585 岡山県新見市西方1263-2	(0867)72-0634
	★	川崎医療福祉大学 医療福祉学部保健看護学科	100名	〒701-0193 岡山県倉敷市松島288	(086)464-1004
	★	吉備国際大学 保健医療福祉学部看護学科	40名	〒716-8508 岡山県高梁市伊賀町8	(0120)25-9944

	★ 山陽学園大学看護学部看護学科	80名	〒703-8501 岡山県岡山市中区平井1-14-1	(086)272-6254
広島	★☆ 広島大学 医学部保健学科看護学専攻	60名	〒734-8553 広島県広島市南区霞1-2-3 (霞キャンパス)	(082)257-5049
	★ 県立広島大学 保健福祉学部看護学科	60名	〒723-0053 広島県三原市学園町1-1 (三原キャンパス)	(0848)60-1120
	★☆ 日本赤十字広島看護大学 看護学部看護学科	115名	〒738-0052 広島県廿日市市阿品台東1-2	(0829)20-2800
	★ 広島国際大学看護学部看護学科	120名	〒737-0112 広島県呉市広古新開5-1-1(呉キャンパス)	(0823)70-4500
	★ 広島都市学園大学 健康科学部看護学科	100名	〒734-0014 広島県広島市南区宇品西5-13-18 (宇品キャンパス)	(082)250-1133
	★ 広島文化学園大学 看護学部看護学科	120名	〒737-0004 広島県呉市阿賀南2-10-3 (阿賀キャンパス)	(0823)74-6000
	★ 福山平成大学看護学部看護学科	80名	〒720-0001 広島県福山市御幸町上岩成正戸117-1	(084)972-5001
山口	★☆ 山口大学 医学部保健学科看護学専攻	80名	〒755-8505 山口県宇部市南小串1-1-1 (小串キャンパス)	(0836)22-2134
	★☆ 山口県立大学 看護栄養学部看護学科	50名	〒753-8502 山口県山口市桜畠3-2-1	(083)928-5637
	★ 宇部フロンティア大学 人間健康学部看護学科	80名	〒755-0805 山口県宇部市文京台2-1-1	(0836)38-0511
徳島	★ 徳島大学 医学部保健学科看護学専攻	70名	〒770-8503 徳島県徳島市蔵本町3-18-15	(088)633-9009
	★☆ 四国大学看護学部看護学科	80名	〒771-1192 徳島県徳島市応神町古川字戎子野123-1	(0120)65-9906
	★☆ 徳島文理大学 保健福祉学部看護学科	80名	〒770-8514 徳島県徳島市山城町西浜傍示180 (徳島キャンパス)	(088)602-8700
香川	★ 香川大学医学部看護学科	60名	〒761-0793 香川県木田郡三木町池戸1750-1 (三木町医学部キャンパス)	(087)891-2074
	★ 香川県立保健医療大学 保健医療学部看護学科	70名	〒761-0123 香川県高松市牟礼町原281-1	(087)870-1212
愛媛	★ 愛媛大学医学部看護学科	60名	〒791-0295 愛媛県東温市志津川	(089)960-5175
	★ 愛媛県立医療技術大学 保健科学部看護学科	60名	〒791-2101 愛媛県伊予郡砥部町高尾田543	(089)958-2111
高知	★ 高知大学医学部看護学科	60名	〒783-8505 高知県南国市岡豊町小蓮 (岡豊キャンパス)	(088)880-2295
	★☆ 高知県立大学看護学部看護学科	80名	〒781-8515 高知県高知市池2751-1 (池キャンパス)	(088)847-8700
福岡	★☆ 九州大学 医学部保健学科看護学専攻	69名	〒812-8582 福岡県福岡市東区馬出3-1-1 (病院キャンパス)	(092)642-6680
	★ 福岡県立大学看護学部看護学科	80名	〒825-8585 福岡県田川市伊田4395	(0947)42-2118
	★ 久留米大学医学部看護学科	100名	〒830-0003 福岡県久留米市東櫛原町777-1	(0942)31-7714
	★ 国際医療福祉大学 福岡看護学部看護学科	80名	〒810-0072 福岡県福岡市中央区長浜1-3-1	(092)739-4321
	★ 産業医科大学 産業保健学部看護学科	70名	〒807-8555 福岡県北九州市八幡西区医生ケ丘1-1	(093)691-7380
	★ 純真学園大学 保健医療学部看護学科	80名	〒815-8510 福岡県福岡市南区筑紫丘1-1-1	(092)554-1255
	★ 西南女学院大学 保健福祉学部看護学科	女子90名	〒803-0835 福岡県北九州市小倉北区井堀1-3-5	(093)583-5123
	★☆ 聖マリア学院大学 看護学部看護学科	100名	〒830-8558 福岡県久留米市津福本町422	(0120)35-7271
	★ 日本赤十字九州国際看護大学 看護学部看護学科	100名	〒811-4157 福岡県宗像市アスティ 1-1	(0940)35-7008
	★ 福岡女学院看護大学 看護学部看護学科	女子100名	〒811-3113 福岡県古賀市千鳥1-1-7	(092)943-4174
	★ 福岡大学医学部看護学科	100名	〒814-0180 福岡県福岡市城南区七隈8-19-1	(092)871-6631
佐賀	★☆ 佐賀大学医学部看護学科	60名	〒849-8501 佐賀県佐賀市鍋島5-1-1 (鍋島キャンパス)	(0952)31-6511
長崎	★ 長崎大学 医学部保健学科看護学専攻	70名	〒852-8520 長崎県長崎市坂本1-7-1	(095)819-2111
	長崎県立大学 看護栄養学部看護学科	60名	〒851-2195 長崎県西彼杵郡長与町まなび野1-1-1 (シーボルト校)	(095)813-5065
	★ 活水女子大学看護学部看護学科	女子70名	〒856-0835 長崎県大村市久原2-1246-3 (大村キャンパス)	(095)820-6015

熊本	★☆ 熊本大学 医学部保健学科看護学専攻	70名	〒862-0976 熊本県熊本市中央区九品寺4-24-1	(096)342-2146
	★ 九州看護福祉大学 看護福祉学部看護学科	100名	〒865-0062 熊本県玉名市富尾888	(0968)75-1850
	★ 熊本保健科学大学 保健科学部看護学科	100名	〒861-5598 熊本県熊本市北区和泉町325	(096)275-2215
大分	★ 大分大学医学部看護学科	60名	〒879-5593 大分県由布市挾間町医大ケ丘1-1 (挾間キャンパス)	(097)554-7471
	大分県立看護科学大学 看護学部看護学科	80名	〒870-1201 大分県大分市大字廻栖野2944-9	(097)586-4303
宮崎	★ 宮崎大学医学部看護学科	60名	〒889-1692 宮崎県宮崎市清武町木原5200 (清武キャンパス)	(0985)85-8970
	★☆ 宮崎県立看護大学 看護学部看護学科	100名	〒880-0929 宮崎県宮崎市まなび野3-5-1	(0985)59-7700
鹿児島	★ 鹿児島大学 医学部保健学科看護学専攻	80名	〒890-8544 鹿児島県鹿児島市桜ケ丘8-35-1 (桜ケ丘キャンパス)	(099)275-6721
	★☆ 鹿児島純心女子大学 看護栄養学部看護学科	女子45名	〒895-0011 鹿児島県薩摩川内市天辰町2365	(0996)23-5311
沖縄	★☆ 琉球大学医学部保健学科	60名	〒903-0215 沖縄県中頭郡西原町字上原207 (上原キャンパス)	(098)895-1053
	★☆ 沖縄県立看護大学 看護学部看護学科	80名	〒902-0076 沖縄県那覇市与儀1-24-1	(098)833-8800
	★ 名桜大学人間健康学部看護学科	80名	〒905-8585 沖縄県名護市為又1220-1	(0980)51-1056

★は保健師課程併設校。☆は助産師課程併設校。

(2012年 8 月現在)

短期大学

都道府県	名称	定員	住所	TEL
青森	青森中央短期大学看護学科	80名	〒030-0132 青森県青森市横内字神田12	(017)728-0121
	八戸短期大学看護学科	80名	〒031-0844 青森県八戸市美保野13-384	(0178)25-4411
岩手	岩手看護短期大学看護学科	60名	〒020-0151 岩手県岩手郡滝沢村大釜字千が窪14-1	(019)687-3864
宮城	仙台青葉学院短期大学看護学科	80名	〒984-0022 宮城県仙台市若林区五橋3-5-75	(022)217-8885
栃木	足利短期大学看護学科	50名	〒326-0808 栃木県足利市本城3-2120	(0284)21-8242
埼玉	埼玉医科大学短期大学看護学科	100名	〒350-0495 埼玉県入間郡毛呂山町毛呂本郷38	(049)276-1509
千葉	帝京平成看護短期大学看護学科	180名	〒290-0192 千葉県市原市ちはら台西6-19	(0436)74-8881
東京	共立女子短期大学看護学科	女子100名	〒101-0051 東京都千代田区神田神保町3-27	(03)3237-5656
神奈川	川崎市立看護短期大学看護学科	80名	〒212-0054 神奈川県川崎市幸区小倉4-30-1	(044)587-3502
	湘南短期大学看護学科	80名	〒238-8580 神奈川県横須賀市稲岡町82	(046)822-8780
	東海大学医療技術短期大学看護学科	80名	〒259-1207 神奈川県平塚市北金目4-1-2	(0463)58-1211
富山	富山福祉短期大学看護学科	80名	〒939-0341 富山県射水市三ケ579	(0766)55-5567
福井	福井医療短期大学看護学科	60名	〒910-3190 福井県福井市江上町55字島町13-1	(0776)59-2207
長野	飯田女子短期大学看護学科	女子60名	〒395-8567 長野県飯田市松尾代田610	(0265)22-4460
	松本短期大学看護学科	60名	〒399-0033 長野県松本市笹賀3118	(0263)58-4417
岐阜	岐阜保健短期大学看護学科	80名	〒500-8281 岐阜県岐阜市東鶉2-92	(058)274-5001
	平成医療短期大学看護学科	80名	〒500-1131 岐阜県岐阜市黒野180	(058)234-3324
静岡	静岡県立大学 短期大学部看護学科	80名	〒422-8021 静岡県静岡市駿河区小鹿2-2-1	(054)202-2610
愛知	愛知きわみ看護短期大学看護学科	80名	〒491-0063 愛知県一宮市常願通5-4-1	(0586)28-8110
大阪	藍野大学短期大学部 青葉丘キャンパス第二看護学科	80名	〒584-0076 大阪府富田林市青葉丘11-1	(072)366-1106
	大阪信愛女学院短期大学看護学科	女子80名	〒536-8585 大阪府大阪市城東区古市2-7-30	(06)6939-2108
奈良	白鳳女子短期大学 総合人間学科看護学専攻	女子80名	〒636-0011 奈良県北葛城郡王寺町葛下1-7-17	(0745)32-7890
岡山	川崎医療短期大学看護科	120名	〒701-0194 岡山県倉敷市松島316	(086)464-1033
高知	高知学園短期大学看護学科	60名	〒780-0955 高知県高知市旭天神町292-26	(088)840-1664

(2012年 8 月現在)

3年課程専門学校

都道府県	名称	定員	住所	TEL
北海道	国立病院機構北海道医療センター附属札幌看護学校	80名	〒063-0004 北海道札幌市西区山の手4条6-2	(011)611-8170
	釧路労災看護専門学校	30名	〒085-0052 北海道釧路市中園町13-38	(0154)25-9817
	北海道立旭川高等看護学院看護学科	40名	〒078-8803 北海道旭川市緑が丘東3条1-1-2	(0166)65-7101
	北海道立江差高等看護学院	40名	〒043-0022 北海道檜山郡江差町字伏木戸町483	(0139)52-1417
	北海道立紋別高等看護学院	30名	〒094-8646 北海道紋別市緑町5-6-7	(0158)24-4185
	岩見沢市立高等看護学院	40名	〒068-0028 北海道岩見沢市8条西9-34	(0126)24-3707
	釧路市立高等看護学院	30名	〒085-0822 北海道釧路市春湖台1-18	(0154)42-1302
	市立小樽病院高等看護学院	30名	〒047-0026 北海道小樽市東雲町9-12	(0134)23-8224
	市立函館病院高等看護学院	70名	〒041-0821 北海道函館市港町1-5-15	(0138)43-2000
	市立室蘭看護専門学院看護学科	80名	〒050-0072 北海道室蘭市高砂町3-11-1	(0143)45-1171
	砂川市立病院附属看護専門学校	35名	〒073-0164 北海道砂川市西4条北1-1-5	(0125)52-6171
	滝川市立高等看護学院	25名	〒073-0033 北海道滝川市新町2-8-10	(0125)24-7027
	深川市立高等看護学院	22名	〒074-0005 北海道深川市5条6-2	(0164)22-8858
	富良野看護専門学校	30名	〒076-0018 北海道富良野市弥生町5-1	(0167)22-5510
	帯広高等看護学院看護学科	45名	〒080-0021 北海道帯広市西11条南39-1-3	(0155)47-8881
	浦河赤十字看護専門学校	30名	〒057-0007 北海道浦河郡浦河町東町ちのみ1-3-39	(0146)22-1311
	伊達赤十字看護専門学校	30名	〒052-0021 北海道伊達市末永町81-12	(0142)23-2211
	旭川厚生看護専門学校	80名	〒078-8208 北海道旭川市東旭川町下兵村297	(0166)36-8071
	北海道社会事業協会帯広看護専門学校	30名	〒080-0805 北海道帯広市東5条南13-1	(0155)22-6609
	函館厚生院看護専門学校	40名	〒040-0011 北海道函館市本町33-2	(0138)52-6335
	勤医協札幌看護専門学校	60名	〒007-0871 北海道札幌市東区伏古11条1-1-15	(011)783-8557
	釧路市医師会看護専門学校看護学科	40名	〒085-0834 北海道釧路市弥生1-4-12	(0154)44-7766
	苫小牧看護専門学校看護第1科	40名	〒053-0046 北海道苫小牧市住吉町2-10-6	(0144)38-5000
	王子総合病院附属看護専門学校	40名	〒053-0022 北海道苫小牧市表町4-2-51	(0144)32-8909
	中村記念病院附属看護学校	40名	〒005-0842 北海道札幌市南区石山2条9-7-1	(011)592-4551
	日鋼記念看護学校	70名	〒051-0005 北海道室蘭市新富町1-5-13	(0143)24-1414
	駒沢看護保育福祉専門学校看護第1科	40名	〒068-0029 北海道岩見沢市9条西3-1-15	(0126)25-0300
	日本福祉看護・診療放射線学院看護学科	50名	〒004-0839 北海道札幌市清田区真栄434-1 アンデルセン福祉村内	(011)885-8872
	函館看護専門学校看護科	50名	〒042-0942 北海道函館市柏木町1-60	(0138)53-0028
	北都保健福祉専門学校看護学科	40名	〒078-8801 北海道旭川市緑が丘東1条2-1-28	(0166)66-2500
	北海道看護専門学校	80名	〒060-0062 北海道札幌市中央区南2条西11-328-7	(011)200-7100
	北海道医薬専門学校看護学科	40名	〒001-0024 北海道札幌市北区北24条西6	(0120)5888-97
	北海道ハイテクノロジー専門学校看護学科	40名	〒061-1396 北海道恵庭市恵み野北2-12-1	(0123)39-6666
青森	国立病院機構弘前病院附属看護学校	40名	〒036-8545 青森県弘前市大字富野町1	(0172)32-7771
	八戸看護専門学校第1看護学科	50名	〒039-1161 青森県八戸市大字河原木字北沼22-41	(0178)28-4002
岩手	岩手県立一関高等看護学院	35名	〒021-0053 岩手県一関市狐禅寺字太平15-10	(0191)23-5116
	岩手県立二戸高等看護学院	35名	〒028-6105 岩手県二戸市堀野字大川原毛50-3	(0195)25-5141
	岩手県立宮古高等看護学院	24名	〒027-0096 岩手県宮古市崎鍬ケ崎4-1-13	(0193)62-5022
	岩手看護専門学校本科	40名	〒020-0062 岩手県盛岡市長田町24-7	(019)654-2868
	花巻高等看護専門学校	40名	〒025-0075 岩手県花巻市花城町4-28	(0198)22-4133
	水沢学苑看護専門学校	40名	〒023-0032 岩手県奥州市水沢区字多賀21-2	(0197)25-6231
宮城	国立病院機構仙台医療センター附属仙台看護助産学校看護学科	80名	〒983-0045 宮城県仙台市宮城野区宮城野2-8-8	(022)293-1312
	東北労災看護専門学校	30名	〒981-0911 宮城県仙台市青葉区台原4-6-10	(022)233-0617
	気仙沼市立病院附属看護専門学校	女子40名	〒988-0052 宮城県気仙沼市田中184	(0226)23-9210

	石巻赤十字看護専門学校	40名	〒986-8522 宮城県石巻市蛇田字西道下71（仮校舎）	(0225)92-6806
	仙台徳洲看護専門学校	50名	〒982-0252 宮城県仙台市太白区茂庭台1-3-4	(022)281-3110
秋田	秋田県立衛生看護学院 看護科３年課程	40名	〒013-0037 秋田県横手市前郷二番町10-2	(0182)23-5011
	秋田市医師会立秋田看護学校	40名	〒010-0976 秋田県秋田市八橋南1-8-11	(018)864-8804
	由利本荘看護学校	40名	〒015-0885 秋田県由利本荘市水林457-7	(0184)22-6031
	中通高等看護学院	50名	〒010-0021 秋田県秋田市楢山登町3-18	(018)832-6019
	秋田しらかみ看護学院	40名	〒016-0014 秋田県能代市落合字下悪土120	(0185)89-1900
山形	国立病院機構山形病院附属 看護学校	40名	〒990-0876 山形県山形市行才126-2	(023)681-2301
	酒田市立酒田看護専門学校	30名	〒998-0044 山形県酒田市中町3-7-16	(0234)24-2260
	鶴岡市立荘内看護専門学校	20名	〒997-0035 山形県鶴岡市馬場町2-1	(0235)22-1919
	山形市立病院済生館高等看護学院	30名	〒990-8533 山形県山形市七日町1-3-26	(023)634-7125
	山形厚生看護学校看護学科	80名	〒990-2305 山形県山形市蔵王半郷字八森959	(023)688-6258
	三友堂病院看護専門学校	40名	〒992-0045 山形県米沢市中央7-5-3-1	(0238)23-6470
福島	国立病院機構福島病院附属 看護学校	40名	〒962-8507 福島県須賀川市芦田塚13	(0248)75-2285
	磐城共立高等看護学院	40名	〒973-8402 福島県いわき市内郷御厩町3-91	(0246)27-1200
	公立岩瀬病院附属高等看護学院	30名	〒962-8503 福島県須賀川市北町20	(0248)75-3237
	相馬看護専門学校	40名	〒976-0006 福島県相馬市石上字南蛇沢344	(0244)37-8118
	白河厚生総合病院付属 高等看護学院	30名	〒961-0005 福島県白河市豊地上弥次郎2-1	(0248)23-4081
	福島看護専門学校	40名	〒960-8031 福島県福島市栄町1-37	(024)525-8770
	太田看護専門学校	80名	〒963-8023 福島県郡山市緑町26-14	(024)925-6688
	大原看護専門学校	35名	〒960-0102 福島県福島市鎌田字原際7-3	(024)553-9964
	竹田看護専門学校	40名	〒965-0862 福島県会津若松市本町2-58	(0242)29-3712
	★ポラリス保健看護学院保健看護学科	40名	〒963-8071 福島県郡山市富久山町久保田字金堀田４	(024)922-9105
	松村看護専門学校	25名	〒970-8026 福島県いわき市平字小太郎町1-8	(0246)22-9916
	◆国際メディカルテクノロジー専門学校 看護学科	40名	〒963-8811 福島県郡山市方八町2-4-10	(024)973-5061
	仁愛看護福祉専門学校看護科	40名	〒965-0011 福島県会津若松市鶴賀町1-6	(0242)24-9633
茨城	国立病院機構水戸医療センター附属 桜の郷看護学校	80名	〒311-3193 茨城県東茨城郡茨城町桜の郷280	(029)240-7171
	茨城県立中央看護専門学校 看護学科３年課程	40名	〒309-1703 茨城県笠間市鯉淵6528	(0296)77-0533
	茨城県立つくば看護専門学校	40名	〒305-0005 茨城県つくば市天久保1-1-2	(029)852-3515
	土浦協同病院附属看護専門学校 看護学科	80名	〒315-0048 茨城県石岡市三村2440-27	(0299)59-6061
	白十字看護専門学校	35名	〒314-0134 茨城県神栖市賀2148	(0299)92-3891
	茨城県きぬ看護専門学校	40名	〒303-0003 茨城県常総市水海道橋本町3173-15	(0297)22-1960
	宮本看護専門学校	40名	〒300-0605 茨城県稲敷市幸田924-3	(0299)79-3010
	茨城県結城看護専門学校	40名	〒307-0001 茨城県結城市大字結城1211-7	(0296)33-1922
	筑波学園看護専門学校第一看護学科	30名	〒305-0854 茨城県つくば市上横場2573-201	(029)836-5285
	アール医療福祉専門学校看護学科	40名	〒300-0032 茨城県土浦市湖北2-10-35	(029)835-8787
	茨城北西看護専門学校	30名	〒319-2131 茨城県常陸大宮市下村田2304-4	(0295)52-1422
	晃陽看護栄養専門学校看護学科	40名	〒306-0011 茨城県古河市東1-5-26	(0280)31-7333
	東京医科大学霞ヶ浦看護専門学校	70名	〒300-0332 茨城県稲敷郡阿見町中央3-18-3	(029)887-6141
栃木	国立病院機構栃木病院附属看護学校	40名	〒320-8580 栃木県宇都宮市中戸祭1-10-37	(028)621-4398
	栃木県県南高等看護専門学院 看護学科本科	40名	〒328-0007 栃木県栃木市大塚町1258-4	(0282)27-7888
	栃木県立衛生福祉大学校 保健看護学部看護学科本科	80名	〒320-0834 栃木県宇都宮市陽南4-2-1	(028)658-8521
	済生会宇都宮病院看護専門学校	40名	〒321-0974 栃木県宇都宮市竹林町945-1	(028)626-5533
	那須看護専門学校	40名	〒329-3135 栃木県那須塩原市前弥六54-1	(0287)67-1188
	報徳看護専門学校	40名	〒321-0106 栃木県宇都宮市上横田町1302-12	(028)688-4040
	国際医療福祉大学 塩谷看護専門学校	40名	〒329-2145 栃木県矢板市富田77-6	(0287)44-2322

	国際ティビィシィ看護専門学校	40名	〒321-0963 栃木県宇都宮市南大通り2-1-2	(028)639-9112
	獨協医科大学附属看護専門学校	100名	〒321-0293 栃木県下都賀郡壬生町北小林880	(0282)87-2250
	マロニエ医療福祉専門学校看護学科	80名	〒328-0027 栃木県栃木市今泉町2-6-22	(0282)28-0020
群馬	国立病院機構高崎総合医療センター 附属高崎看護学校	40名	〒370-0829 群馬県高崎市高松町36	(027)325-2664
	館林高等看護学院	40名	〒374-0043 群馬県館林市苗木町2497-1	(0276)73-7175
	前橋東看護学校看護学科	30名	〒371-0002 群馬県前橋市江木町1241	(027)264-7070
	伊勢崎敬愛看護学院看護学科	40名	〒372-0024 群馬県伊勢崎市下植木町461-1	(0270)26-0692
	渋川看護専門学校	40名	〒377-0027 群馬県渋川市金井356	(0279)20-1174
	東群馬看護専門学校	70名	〒373-0829 群馬県太田市高林北町2134	(0276)38-6200
	太田高等看護学院	35名	〒373-0056 群馬県太田市八幡町29-5	(0276)22-7220
埼玉	防衛医科大学校高等看護学院	女子80名	〒359-8513 埼玉県所沢市並木3-2	(04)2995-1211
	国立病院機構西埼玉中央病院附属 看護学校	40名	〒359-1151 埼玉県所沢市若狭2-1671	(04)2948-1118
	埼玉県立高等看護学院	80名	〒360-0105 埼玉県熊谷市板井1696	(048)536-1916
	春日部市立看護専門学校	40名	〒344-0061 埼玉県春日部市大字粕壁6686	(048)763-4311
	川口市立看護専門学校第1看護学科	40名	〒333-0826 埼玉県川口市大字新井宿802-3	(048)287-2511
	さいたま市立高等看護学院	40名	〒336-0911 埼玉県さいたま市緑区大字三室2460	(048)873-0281
	さいたま赤十字看護専門学校	40名	〒338-0001 埼玉県さいたま市中央区上落合8-6-1	(048)852-7927
	済生会川口看護専門学校	40名	〒332-0021 埼玉県川口市西川口6-9-7	(048)256-8501
	毛呂病院看護専門学校第一学科	80名	〒350-0495 埼玉県入間郡毛呂山町毛呂本郷38	(049)276-2055
	上尾市医師会上尾看護専門学校	40名	〒362-0021 埼玉県上尾市大字原市3494-4	(048)722-1043
	久喜看護専門学校	40名	〒346-0005 埼玉県久喜市本町5-10-12	(0480)23-3131
	さいたま看護専門学校	40名	〒336-0911 埼玉県さいたま市緑区三室1261-1	(048)762-3700
	坂戸鶴ヶ島医師会立看護専門学校	40名	〒350-0212 埼玉県坂戸市大字石井2326-16	(049)289-6262
	秩父看護専門学校	40名	〒368-0032 埼玉県秩父市熊木町3-9	(0494)25-4696
	本庄児玉看護専門学校	40名	〒369-0307 埼玉県児玉郡 上里町大字嘉美字立野南1600-51	(0495)35-2077
	上尾中央看護専門学校第一学科	80名	〒362-0011 埼玉県上尾市平塚字八ツ山848-1	(048)771-8551
	戸田中央看護専門学校第一学科	80名	〒335-0023 埼玉県戸田市本町1-8-16	(048)441-4279
	浦和学院専門学校看護学科	40名	〒338-0837 埼玉県さいたま市桜区田島9-4-10	(048)866-6600
	北里大学看護専門学校	40名	〒364-0026 埼玉県北本市荒井6-102	(048)593-6800
	埼玉医科大学附属総合医療センター 看護専門学校	80名	〒350-8550 埼玉県川越市鴨田1940-1	(049)228-3645
	日本医科学大学校看護師科	40名	〒343-0851 埼玉県越谷市七左町1-314-1	(048)989-5101
	深谷大里看護専門学校	40名	〒366-0019 埼玉県深谷市新戒749-1	(048)587-1370
千葉	国立病院機構千葉医療センター附属 千葉看護学校	80名	〒260-0042 千葉県千葉市中央区椿森4-2-1	(043)251-6009
	千葉労災看護専門学校	40名	〒290-0003 千葉県市原市辰巳台東2-16	(0436)75-0542
	千葉県立鶴舞看護専門学校	40名	〒290-0512 千葉県市原市鶴舞565	(0436)88-3660
	千葉県立野田看護専門学校 第一看護学科	40名	〒278-0031 千葉県野田市中根316-1	(04)7121-0222
	国保松戸市立病院附属 看護専門学校専門課程	40名	〒271-0064 千葉県松戸市上本郷4182	(047)367-4444
	船橋市立看護専門学校	40名	〒273-0853 千葉県船橋市金杉1-28-7	(047)430-1115
	旭中央病院附属看護専門学校	60名	〒289-2511 千葉県旭市イの1182	(0479)63-8111
	君津中央病院附属看護学校	35名	〒292-0822 千葉県木更津市桜井1010	(0438)36-1071
	社会保険船橋保健看護専門学校	40名	〒273-8520 千葉県船橋市海神町西1-1042-2	(047)495-7711
	勤医会東葛看護専門学校看護第1科	40名	〒270-0174 千葉県流山市下花輪409	(04)7158-9955
	山王看護専門学校	30名	〒263-0002 千葉県千葉市稲毛区山王町159-2	(043)424-7877
	★ 二葉看護学院保健看護学科	30名	〒286-0845 千葉県成田市押畑872-2	(0476)23-0857
	亀田医療技術専門学校看護学科	80名	〒296-0041 千葉県鴨川市東町1343-4	(04)7099-1205
	千葉市青葉看護専門学校 第1看護学科	40名	〒260-0852 千葉県千葉市中央区青葉町1273-5	(043)202-2030
	慈恵柏看護専門学校	女子80名	〒277-0004 千葉県柏市柏下163-1	(04)7167-9670
	東邦大学佐倉看護専門学校	40名	〒285-0841 千葉県佐倉市下志津292-13	(043)462-5820

	日本医科大学看護専門学校	80名	〒270-1613 千葉県印西市鎌苅1955	(0476)99-1331
	千葉中央看護専門学校看護科	28名	〒260-0842 千葉県千葉市中央区南町1-5-18	(043)261-5111
東京	☆国立看護大学校 看護学部看護学科	100名	〒204-8575 東京都清瀬市梅園1-2-1	(042)495-2211
	自衛隊中央病院高等看護学院	70名	〒154-0001 東京都世田谷区池尻1-2-24	(03)3411-0151
	国立病院機構災害医療センター附属 昭和の森看護学校	80名	〒190-0014 東京都立川市緑町3256	(042)526-5599
	東京都立板橋看護専門学校	80名	〒173-0022 東京都板橋区仲町1-1	(03)3972-5638
	東京都立荏原看護専門学校	80名	〒145-0065 東京都大田区東雪谷4-5-28	(03)3727-2961
	東京都立青梅看護専門学校	80名	〒198-0014 東京都青梅市大門3-14-1	(0428)31-9051
	東京都立北多摩看護専門学校	120名	〒207-0022 東京都東大和市桜が丘3-44-10	(042)567-0331
	東京都立広尾看護専門学校	80名	〒150-0013 東京都渋谷区恵比寿2-34-10	(03)3443-0642
	東京都立府中看護専門学校	80名	〒183-0042 東京都府中市武蔵台2-27-1	(042)324-6411
	東京都立南多摩看護専門学校	80名	〒206-0042 東京都多摩市山王下1-18-1	(042)389-6601
	八王子市立看護専門学校 看護学科３年課程	40名	〒193-0944 東京都八王子市館町1163	(042)663-7170
	東京都済生会看護専門学校	36名	〒124-0012 東京都葛飾区立石8-41-8	(03)3691-4739
	社会保険中央看護専門学校	30名	〒169-0073 東京都新宿区百人町3-22-8	(03)3364-1517
	慈恵看護専門学校	女子100名	〒105-8461 東京都港区西新橋3-25-8	(03)3433-1111
	板橋中央看護専門学校第１学科	40名	〒174-0051 東京都板橋区小豆沢2-6-4	(03)3967-0502
	河北医療財団看護専門学校	35名	〒166-0001 東京都杉並区阿佐谷北1-6-25	(03)3338-7850
	聖和看護専門学校	35名	〒123-0841 東京都足立区西新井5-41-1	(03)3898-2159
	西新井看護専門学校	40名	〒123-0845 東京都足立区西新井本町1-12-23	(03)3898-4795
	東京警察病院看護専門学校	40名	〒165-0022 東京都中野区江古田3-14-18	(03)5318-3525
	東京厚生年金看護専門学校	40名	〒162-0824 東京都新宿区揚場町2-28	(03)3260-6291
	博慈会高等看護学院第一看護学科	40名	〒123-0864 東京都足立区鹿浜2-1-15	(03)3855-1811
	杏林大学医学部付属看護専門学校	100名	〒181-8614 東京都三鷹市新川6-17-3	(0422)44-1863
	慈恵第三看護専門学校	50名	〒201-8601 東京都狛江市和泉本町4-11-1	(03)3480-1151
	首都医校看護学科Ⅰ・Ⅱ	Ⅰ・80名 Ⅱ・80名	〒160-0023 東京都新宿区西新宿1-7-3	(03)3346-3000
	★首都医校看護保健学科	20名	〒160-0023 東京都新宿区西新宿1-7-3	(03)3346-3000
	昭和大学医学部附属看護専門学校	150名	〒142-0064 東京都品川区旗の台1-2-26	(03)3784-8097
	帝京高等看護学院看護学科	160名	〒173-8605 東京都板橋区加賀2-17-10	(03)3964-4107
	東京女子医科大学看護専門学校	女子80名	〒116-0011 東京都荒川区西尾久2-2-1	(03)3894-3371
	日本大学医学部附属看護専門学校	80名	〒173-0032 東京都板橋区大谷口上町71-12	(03)3972-8111
	佼成看護専門学校	女子35名	〒166-0012 東京都杉並区和田1-3-14	(03)3384-6161
	JR東京総合病院高等看護学園	30名	〒151-8528 東京都渋谷区代々木2-1-3	(03)3320-2346
神奈川	国立病院機構横浜医療センター附属 横浜看護学校	80名	〒245-0063 神奈川県横浜市戸塚区原宿3-60-2	(045)853-8322
	横浜労災看護専門学校	80名	〒222-0036 神奈川県横浜市港北区小机町3211	(045)474-6570
	神奈川県立衛生看護専門学校 第一看護学科	80名	〒231-0836 神奈川県横浜市中区根岸町2-85-2	(045)625-6767
	神奈川県立平塚看護専門学校	80名	〒254-0063 神奈川県平塚市諏訪町20-12	(0463)32-3533
	神奈川県立よこはま看護専門学校	80名	〒241-0815 神奈川県横浜市旭区中尾1-5-1	(045)366-3500
	藤沢市立看護専門学校	50名	〒251-0052 神奈川県藤沢市藤沢2-6-2	(0466)25-0145
	横須賀市立看護専門学校	40名	〒238-0017 神奈川県横須賀市上町2-36	(046)820-6680
	厚木看護専門学校看護第一学科	80名	〒243-0005 神奈川県厚木市松枝2-6-5	(046)222-1240
	社会保険横浜看護専門学校	70名	〒232-0033 神奈川県横浜市南区中村町3-209-1	(045)262-4580
	小田原高等看護専門学校	40名	〒250-0055 神奈川県小田原市久野195-1	(0465)32-7101
	相模原看護専門学校看護学科	40名	〒252-0325 神奈川県相模原市南区新磯野4-1-1	(046)259-1155
	横浜市医師会保土谷看護専門学校 第一看護学科	45名	〒240-0001 神奈川県横浜市保土ヶ谷区川辺町5-10	(045)333-6047
	横浜市医師会保土谷看護専門学校 第二看護学科 **	45名	〒240-0001 神奈川県横浜市保土ヶ谷区川辺町5-10	(045)333-6047
	横浜市病院協会看護専門学校	80名	〒234-0054 神奈川県横浜市港南区港南台3-3-1	(045)834-2002
	イムス横浜国際看護専門学校	80名	〒226-0027 神奈川県横浜市緑区長津田6-20-24	(045)988-5531

	小澤高等看護学院	女子30名	〒250-0012 神奈川県小田原市本町1-1-17	(0465)23-5119
	積善会看護専門学校	35名	〒250-0203 神奈川県小田原市曽我岸148	(0465)42-5245
	湘南平塚看護専門学校	120名	〒254-0062 神奈川県平塚市富士見町5-17	(0463)30-1900
	聖マリアンナ医科大学看護専門学校	80名	〒216-8514 神奈川県川崎市宮前区菅生2-16-1	(044)977-9615
	茅ヶ崎看護専門学校看護学科	80名	〒253-0072 神奈川県茅ヶ崎市今宿390	(0467)86-6011
新潟	国立病院機構新潟病院附属 看護学校	40名	〒945-0847 新潟県柏崎市赤坂町3-52	(0257)21-4866
	新潟県立新発田病院附属 看護専門学校	40名	〒957-8588 新潟県新発田市本町1-2-8	(0254)22-2214
	長岡赤十字看護専門学校	50名	〒940-2085 新潟県長岡市千秋2-297-1	(0258)28-3600
	新潟県厚生連佐渡看護専門学校	40名	〒952-1209 新潟県佐渡市千種121	(0259)63-4125
	新潟県厚生連中央看護専門学校	60名	〒940-0854 新潟県長岡市中沢町518	(0258)35-2231
	晴麗看護学校	40名	〒940-0041 新潟県長岡市学校町3-1-22	(0258)39-4181
	上越看護専門学校	40名	〒949-3116 新潟県上越市大潟区犀潟517-1	(025)534-6651
	★北里大学保健衛生専門学院 保健看護科	80名	〒949-7241 新潟県南魚沼市黒土新田500	(025)779-4511
	国際メディカル専門学校看護学科	80名	〒950-0914 新潟県新潟市中央区紫竹山6-4-12	(0120)287-431
	長岡看護福祉専門学校看護学科	40名	〒940-2137 新潟県長岡市上富岡町1961-21	(0258)47-3991
	新潟看護医療専門学校	40名	〒950-2264 新潟県新潟市西区みずき野1-105-1	(025)264-3355
	新潟保健医療専門学校看護学科	40名	〒950-0000 新潟県新潟市中央区花園2-2-7	(025)240-0003
富山	国立病院機構富山病院附属 看護学校	40名	〒939-2607 富山県富山市婦中町新町3145	(076)469-6068
	富山県立総合衛生学院看護学科	100名	〒930-0975 富山県富山市西長江2-2-78	(076)424-6551
	高岡市立看護専門学校	30名	〒933-8550 富山県高岡市宝町4-1	(0766)21-1540
	富山市立看護専門学校	40名	〒939-8075 富山県富山市今泉308-1	(076)425-2555
	富山赤十字看護専門学校	40名	〒930-0859 富山県富山市牛島本町2-1-57	(076)442-0844
	厚生連高岡看護専門学校	25名	〒933-8555 富山県高岡市永楽町5-10	(0766)24-9573
	富山医療福祉専門学校看護学科	40名	〒936-0023 富山県滑川市柳原149-9	(076)476-6262
	高岡市医師会看護専門学校	40名	〒933-0816 富山県高岡市二塚355-1	(0766)29-2200
石川	国立病院機構金沢医療センター附属 金沢看護学校	80名	〒920-8650 石川県金沢市下石引町1-1	(076)262-4189
	石川県立総合看護専門学校 第二看護学科 **	45名	〒920-8201 石川県金沢市鞍月東2-1	(076)238-5877
	加賀看護学校	30名	〒922-0057 石川県加賀市大聖寺八間道12-1	(0761)72-2428
	七尾看護専門学校	40名	〒926-0854 石川県七尾市なぎの浦156	(0767)52-9988
	金沢医療技術専門学校	80名	〒920-0847 石川県金沢市堀川新町7-1	(076)263-1515
	こまつ看護学校	40名	〒923-8630 石川県小松市向本折町へ14-1	(0761)23-7223
	金沢看護専門学校第１看護学科	40名	〒920-0811 石川県金沢市小坂町北62-1	(076)251-9558
福井	福井県立看護専門学校第１看護学科	40名	〒910-0846 福井県福井市四ツ井2-8-1	(0776)54-5166
	敦賀市立看護専門学校	30名	〒914-0814 福井県敦賀市木崎24-7-1	(0770)22-7771
	公立若狭高等看護学院	40名	〒917-0078 福井県小浜市大手町12-48	(0770)52-0162
	武生看護専門学校	35名	〒915-0814 福井県越前市中央1-9-9	(0778)24-1401
	福井市医師会看護専門学校	40名	〒910-0001 福井県福井市大願寺1-5-23	(0776)30-1200
山梨	富士吉田市立看護専門学校	50名	〒403-0005 山梨県富士吉田市上吉田5606-18	(0555)24-8787
	共立高等看護学院	40名	〒400-0035 山梨県甲府市飯田3-1-35	(055)228-7325
	帝京山梨看護専門学校	80名	〒400-0024 山梨県甲府市北口2-15-4	(055)251-4441
	甲府看護専門学校看護第１学科	80名	〒400-0026 山梨県甲府市塩部3-1-4	(055)254-3300
長野	国立病院機構信州上田医療センター 附属看護学校	40名	〒386-0022 長野県上田市緑が丘1-27-21	(0268)27-9793
	長野県須坂看護専門学校３年課程	40名	〒382-0028 長野県須坂市臥竜2-20-1	(026)248-8311
	諏訪中央病院看護専門学校	40名	〒391-0011 長野県茅野市玉川4300	(0266)73-8808
	諏訪赤十字看護専門学校	40名	〒392-0024 長野県諏訪市小和田23-27	(0266)57-3275
	長野赤十字看護専門学校	40名	〒380-8582 長野県長野市若里5-22-1	(026)226-4826
	佐久総合病院看護専門学校 医療専門看護学科	80名	〒384-0301 長野県佐久市臼田2238	(0267)82-2474
	小諸看護専門学校	40名	〒384-0025 長野県小諸市相生町3-3-1	(0267)22-0707

	長野看護専門学校第１看護学科	40名	〒380-0928 長野県長野市若里7-1-5	(026)226-0600
	松本看護専門学校	40名	〒390-0875 長野県松本市城西2-2-7	(0263)33-8297
岐阜	岐阜県立衛生専門学校第一看護学科	40名	〒500-8226 岐阜県岐阜市野一色4-11-2	(058)245-8502
	岐阜県立下呂看護専門学校	30名	〒509-2206 岐阜県下呂市幸田1128-1	(0576)25-5775
	岐阜県立多治見看護専門学校	40名	〒507-0042 岐阜県多治見市前畑町5-11-15	(0572)23-1214
	岐阜市立看護専門学校	35名	〒500-8323 岐阜県岐阜市鹿島町7-1	(058)253-2411
	JA岐阜厚生連看護専門学校	35名	〒506-0851 岐阜県高山市大新町5-45-1	(0577)32-9573
	あじさい看護福祉専門学校看護学科	40名	〒505-0022 岐阜県美濃加茂市川合町4-6-8	(0574)28-2131
	日本中央看護専門学校	40名	〒503-0021 岐阜県大垣市河間町3-77	(0584)81-1408
静岡	国立病院機構静岡医療センター附属 静岡看護学校	80名	〒411-0905 静岡県駿東郡清水町長沢762-1	(055)976-5455
	静岡県立東部看護専門学校 看護１学科	80名	〒411-0905 静岡県駿東郡清水町長沢212-1	(055)971-2135
	静岡市立静岡看護専門学校	40名	〒422-8074 静岡県静岡市駿河区南八幡町8-1	(054)288-1230
	静岡市立清水看護専門学校	40名	〒424-0911 静岡県静岡市清水区宮加三1221-5	(054)336-1136
	島田市立看護専門学校	40名	〒427-0007 静岡県島田市野田1065-1	(0547)37-0987
	沼津市立看護専門学校	30名	〒410-0873 静岡県沼津市大諏訪46	(055)951-3500
	浜松市立看護専門学校	70名	〒432-8021 静岡県浜松市佐鳴台5-6-1	(053)455-0891
	富士市立看護専門学校	40名	〒416-0904 静岡県富士市本市場新田111-1	(0545)64-3131
	静岡県中部看護専門学校	40名	〒425-0035 静岡県焼津市東小川1-6-9	(054)629-4311
	東海アクシス看護専門学校	60名	〒437-0033 静岡県袋井市上田町267-30	(0538)43-8111
	静岡県厚生連看護専門学校	40名	〒431-3113 静岡県浜松市東区大瀬町1517-3	(053)434-5001
	静岡済生会看護専門学校	40名	〒422-8527 静岡県静岡市駿河区小鹿1-1-24	(054)285-5914
	御殿場看護学校	32名	〒412-0045 静岡県御殿場市川島田198-3	(0550)84-5200
	静岡医療科学専門学校看護学科	40名	〒434-0041 静岡県浜松市浜北区平口2000	(053)585-1551
	下田看護専門学校	40名	〒415-0013 静岡県下田市柿崎289	(0558)25-2211
愛知	国立病院機構名古屋医療センター附属 名古屋看護助産学校看護学科	80名	〒460-0001 愛知県名古屋市中区三の丸4-1-1	(052)955-8810
	中部労災看護専門学校	40名	〒455-0018 愛知県名古屋市港区港明1-10-5	(052)652-3775
	県立愛知看護専門学校第一看護科	80名	〒444-0011 愛知県岡崎市欠町字栗宿18	(0564)21-2041
	愛知県立総合看護専門学校 第一看護科	120名	〒466-0826 愛知県名古屋市昭和区滝川町36	(052)832-8611
	一宮市立中央看護専門学校	40名	〒491-0042 愛知県一宮市松降1-9-21	(0586)73-8911
	岡崎市立看護専門学校	40名	〒444-0075 愛知県岡崎市伊賀町字西郷中104	(0564)23-2951
	蒲郡市立ソフィア看護専門学校	40名	〒443-0003 愛知県蒲郡市五井町高立田３	(0533)67-9103
	知多市立看護専門学校	30名	〒478-0017 愛知県知多市新知字七五三山1-2	(0562)55-5700
	津島市立看護専門学校	30名	〒496-0038 愛知県津島市橘町6-34	(0567)26-4101
	豊橋市立看護専門学校看護第1科	40名	〒441-8085 愛知県豊橋市青竹町字八間西100-3	(0532)33-7891
	名古屋市立中央看護専門学校 看護第一学科	60名	〒461-0004 愛知県名古屋市東区葵1-4-7	(052)935-1755
	名古屋市立中央看護専門学校 看護第二学科 **	60名	〒461-0004 愛知県名古屋市東区葵1-4-7	(052)935-1755
	西尾市立看護専門学校	40名	〒445-0074 愛知県西尾市戸ヶ崎町広美109-1	(0563)54-8800
	公立春日井小牧看護専門学校	40名	〒486-0849 愛知県春日井市八田町2-38-1	(0568)84-5611
	公立瀬戸旭看護専門学校 看護学科	80名	〒489-0058 愛知県瀬戸市進陶町6-1	(0561)85-2220
	半田常滑看護専門学校	40名	〒475-0817 愛知県半田市東洋町2-45	(0569)24-0992
	愛北看護専門学校	40名	〒483-8086 愛知県江南市高屋町大松原137-7	(0587)51-3350
	加茂看護専門学校	40名	〒470-0343 愛知県豊田市浄水町伊保原654-1	(0565)43-5101
	更生看護専門学校	40名	〒446-0026 愛知県安城市安城町東広畔47-1	(0566)76-3420
	社会保険中京看護専門学校	40名	〒457-8510 愛知県名古屋市南区三条1-1-10	(052)692-9971
	えきさい看護専門学校看護学科	40名	〒454-0854 愛知県名古屋市中川区松年町4-48	(052)652-7782
	名古屋市医師会看護専門学校 第一看護学科 **	80名	〒455-0031 愛知県名古屋市港区千鳥1-13-22	(052)654-5551
	安城市医師会安城碧海看護専門学校	40名	〒446-0026 愛知県安城市安城町広美42	(0566)77-8588
	尾北看護専門学校	40名	〒480-0144 愛知県丹羽郡大口町下小口6-122-2	(0587)95-7022

	愛生会看護専門学校	30名	〒462-0011 愛知県名古屋市北区五反田町110-1	(052) 901-5101
	中部看護専門学校	40名	〒453-0028 愛知県名古屋市中村区寿町29	(052) 461-3133
	東三河看護専門学校	40名	〒441-8029 愛知県豊橋市羽根井本町133-4	(0532) 31-4725
	まつかげ看護専門学校	30名	〒454-0926 愛知県名古屋市中川区打出2-341	(052) 353-5171
	豊田地域看護専門学校	40名	〒471-0062 愛知県豊田市西山町3-30-1	(0565) 34-5100
	★愛知総合看護福祉専門学校 保健看護学科	40名	〒480-1131 愛知県愛知郡長久手町長湫根嶽29-1	(0561) 63-7676
	トライデントスポーツ医療看護専門学校 看護学科	40名	〒464-8611 愛知県名古屋市千種区今池1-5-31	(052) 735-1608
	名古屋医専看護学科	40名	〒450-0002 愛知県名古屋市中村区名駅4-27-1	(052) 582-3000
	★名古屋医専看護保健学科	80名	〒450-0002 愛知県名古屋市中村区名駅4-27-1	(052) 582-3000
	藤田保健衛生大学看護専門学校	40名	〒470-1192 愛知県豊明市沓掛町田楽ヶ窪1-98	(0562) 93-2593
	トヨタ看護専門学校	40名	〒471-0827 愛知県豊田市平山町3-5	(0565) 24-7227
	名鉄看護専門学校	40名	〒451-0052 愛知県名古屋市西区栄生2-25-24	(052) 551-7639
三重	国立病院機構三重中央医療センター 附属三重中央看護学校	80名	〒514-1101 三重県津市久居明神町2158-5	(059) 259-1177
	名張市立看護専門学校	20名	〒518-0485 三重県名張市百合が丘西5-32	(0595) 64-7700
	三重県厚生連看護専門学校	40名	〒513-0818 三重県鈴鹿市安塚町山之花1275-37	(059) 384-1000
	桑名医師会立桑名看護専門学校	50名	〒511-0835 三重県桑名市大字本願寺字市之縄262-1	(0594) 22-9937
	松阪看護専門学校	40名	〒515-0005 三重県松阪市鎌田町145-4	(0598) 50-2510
	三重看護専門学校	40名	〒514-0002 三重県津市島崎町97-1	(059) 222-1911
	四日市医師会看護専門学校	40名	〒510-0087 三重県四日市市西新地14-20	(059) 355-2221
	津看護専門学校	35名	〒514-2325 三重県津市安濃町田端上野970-10	(059) 268-4000
	三重県岡波看護専門学校	20名	〒518-0842 三重県伊賀市上野桑町1734	(0595) 21-3138
	伊勢保健衛生専門学校	40名	〒516-0018 三重県伊勢市黒瀬町562-13	(0596) 22-2563
	聖十字看護専門学校	40名	〒510-1232 三重県三重郡菰野町宿野1346	(059) 394-3221
	ユマニテク看護助産専門学校 看護学科	50名	〒510-0067 三重県四日市市浜田町13-29	(059) 353-4311
滋賀	滋賀県立看護専門学校	80名	〒526-0031 滋賀県長浜市八幡東町525-1	(0749) 63-4646
	滋賀県立総合保健専門学校 看護学科	120名	〒524-0022 滋賀県守山市守山5-4-10	(077) 583-4147
	近江八幡市立看護専門学校	40名	〒523-0061 滋賀県近江八幡市江頭町983	(0748) 32-7761
	大津市民病院付属看護専門学校	40名	〒520-0805 滋賀県大津市石場10-53	(077) 524-6044
	甲賀看護専門学校	40名	〒528-0051 滋賀県甲賀市水口町北内貫280-2	(0748) 65-6071
	大津赤十字看護専門学校	40名	〒520-0035 滋賀県大津市小関町5-23	(077) 522-9646
	滋賀県済生会看護専門学校 看護第１学科	40名	〒520-3046 滋賀県栗東市大橋3-4-5	(077) 553-7002
	滋賀県堅田看護専門学校	50名	〒520-0232 滋賀県大津市真野1-12-30	(077) 573-8545
	華頂看護専門学校	30名	〒520-2144 滋賀県大津市大萱7-7-2	(077) 545-8108
	草津看護専門学校	40名	〒525-8585 滋賀県草津市矢橋町1660	(077) 516-2567
京都	国立病院機構京都医療センター附属 京都看護助産学校看護師科	80名	〒612-8555 京都府京都市伏見区深草向畑町1-1	(075) 641-9161
	国立病院機構舞鶴医療センター附属 看護学校	40名	〒625-8502 京都府舞鶴市字行永2410	(0773) 63-4338
	京都府立看護学校	40名	〒629-2261 京都府与謝郡与謝野町字男山455	(0772) 46-3258
	公立南丹看護専門学校	40名	〒629-0196 京都府南丹市八木町南広瀬上野3-1	(0771) 42-5364
	京都第一赤十字看護専門学校	40名	〒605-0981 京都府京都市東山区本町15-749	(075) 533-1269
	京都第二赤十字看護専門学校	40名	〒602-8015 京都府京都市上京区 衣棚通出水下ル常泉院町133-3	(075) 441-2007
	京都桂看護専門学校	40名	〒615-8256 京都府京都市西京区山田平尾町46-14	(075) 381-0971
	京都府医師会看護専門学校 看護学科３年課程	80名	〒607-8169 京都府京都市山科区椥辻西浦町1-13	(075) 502-9500
	近畿高等看護専門学校	35名	〒604-8454 京都府京都市中京区西ノ京小堀池町5-2	(075) 841-7430
	洛和会京都厚生学校看護学科	80名	〒607-8064 京都府京都市山科区音羽八ノ坪53-1	(075) 593-4116
	★京都中央看護保健大学校 看護保健学科	40名	〒601-8036 京都府京都市南区東九条松田町138-1	(075) 661-9999
	日本バプテスト看護専門学校	24名	〒606-8273 京都府京都市左京区北白川山ノ元町47	(075) 791-6946

	京都保健衛生専門学校 看護学科3年課程	40名	〒602-8155 京都府京都市上京区 千本通竹屋町東入主税町910	(075)801-2571
大阪	国立病院機構大阪医療センター附属 看護学校	120名	〒540-0006 大阪府大阪市中央区法円坂2-1-14	(06)6943-1051
	国立病院機構大阪南医療センター附属 大阪南看護学校	80名	〒586-8521 大阪府河内長野市木戸東町2-1	(0721)53-5965
	大阪労災看護専門学校	40名	〒591-8025 大阪府堺市北区長曽根町1179-3	(072)252-2725
	大阪赤十字看護専門学校	50名	〒543-8555 大阪府大阪市天王寺区筆ケ崎町5-30	(06)6774-5055
	大阪済生会中津看護専門学校	80名	〒530-0012 大阪府大阪市北区芝田2-10-39	(06)6372-1182
	大阪済生会野江看護専門学校	40名	〒536-0002 大阪府大阪市城東区今福東2-2-26	(06)6932-6363
	関西看護専門学校	100名	〒573-0122 大阪府枚方市津田東町2-1-1	(072)858-1757
	小阪病院看護専門学校	50名	〒577-0809 大阪府東大阪市永和2-7-30	(06)6722-5006
	泉佐野泉南医師会看護専門学校	40名	〒598-0063 大阪府泉佐野市湊1-1-30	(072)469-3070
	大阪府医師会看護専門学校 看護学科	女子160名	〒543-0054 大阪府大阪市天王寺区南河堀町4-62	(06)6772-8685
	大阪府病院協会看護専門学校 看護学科3年課程	80名	〒556-0026 大阪府大阪市浪速区浪速西2-13-9	(06)6567-2304
	堺看護専門学校看護第1学科	女子40名	〒591-8021 大阪府堺市北区新金岡町5-10-1	(072)251-6900
	愛仁会看護助産専門学校看護学科	40名	〒569-1117 大阪府高槻市天神町2-1-12	(072)681-6031
	香里ヶ丘看護専門学校	80名	〒573-0046 大阪府枚方市宮之下町8-8	(072)852-3435
	河﨑会看護専門学校看護第1学科	40名	〒597-0104 大阪府貝塚市水間511	(072)446-7649
	久米田看護専門学校	40名	〒596-0816 大阪府岸和田市尾生町2955	(072)445-4149
	清恵会医療専門学院第1看護学科	40名	〒591-8031 大阪府堺市北区百舌鳥梅北町2-83	(072)259-3901
	泉州看護専門学校	40名	〒592-8341 大阪府堺市西区浜寺船尾町東1-131	(072)264-0338
	ベルランド看護助産専門学校 看護学科	80名	〒599-8247 大阪府堺市中区東山500-3	(072)234-2004
	南大阪看護専門学校	40名	〒557-0063 大阪府大阪市西成区南津守7-14-31	(06)6658-1210
	美原看護専門学校	40名	〒587-0061 大阪府堺市美原区今井388	(072)362-6311
	浅香山病院看護専門学校	33名	〒590-0014 大阪府堺市堺区田出井町8-20	(072)228-2145
	大阪警察病院看護専門学校	80名	〒545-0053 大阪府大阪市阿倍野区松崎町1-2-33	(06)6626-6700
	大阪厚生年金看護専門学校	80名	〒553-0003 大阪府大阪市福島区福島4-2-78	(06)6441-5451
	豊中看護専門学校看護学科	40名	〒560-0012 大阪府豊中市上野坂2-6-1	(06)6848-5031
	大阪医専看護学科	40名	〒531-0076 大阪府大阪市北区大淀中1-10-3	(06)6452-0110
	★大阪医専看護保健学科	80名	〒531-0076 大阪府大阪市北区大淀中1-10-3	(06)6452-0110
	大阪医療看護専門学校	40名	〒560-0045 大阪府豊中市刀根山5-1-1	(06)6846-1080
	大阪保健福祉専門学校看護学科	80名	〒532-0003 大阪府大阪市淀川区宮原1-2-47	(0120)128-294
	関西医科大学附属看護専門学校	80名	〒535-0031 大阪府大阪市旭区高殿6-22-10	(06)6954-2021
	近畿大学附属看護専門学校 看護学科	120名	〒589-0014 大阪府大阪狭山市大野東102-1	(072)366-6389
	PL学園衛生看護専門学校	女子35名	〒584-8555 大阪府富田林市大字喜志2055	(0721)24-5136
	行岡医学技術専門学校 看護第1学科	80名	〒530-0021 大阪府大阪市北区浮田2-2-11	(06)6372-2456
	松下看護専門学校	40名	〒570-0072 大阪府守口市早苗町7-10	(06)6991-0331
兵庫	国立病院機構姫路医療センター附属 看護学校	40名	〒670-8520 兵庫県姫路市本町68	(079)222-4530
	関西労災看護専門学校	40名	〒660-0064 兵庫県尼崎市稲葉荘3-1-69	(06)6419-2177
	相生市看護専門学校	40名	〒678-0031 兵庫県相生市旭2-19-19	(0791)22-7110
	宝塚市立看護専門学校	40名	〒665-0827 兵庫県宝塚市小浜4-5-5	(0797)84-0061
	公立八鹿病院看護専門学校	30名	〒667-0022 兵庫県養父市八鹿町下網場381-1	(079)662-6693
	播磨看護専門学校	35名	〒673-1451 兵庫県加東市家原812-1	(0795)42-3961
	姫路赤十字看護専門学校	40名	〒670-0063 兵庫県姫路市下手野1-12-2	(079)299-0052
	社会保険神戸看護専門学校	35名	〒651-1145 兵庫県神戸市北区惣山町2-1-1	(078)594-2233
	明石医療センター附属看護専門学校	40名	〒674-0063 兵庫県明石市大久保町八木743-33	(078)936-0718
	神戸看護専門学校第三学科	60名	〒650-0013 兵庫県神戸市中央区花隈町33-19	(078)351-0657
	神戸市医師会看護専門学校 第1看護学科	50名	〒651-2103 兵庫県神戸市西区学園西町4-2	(078)795-4884

	西宮市医師会看護専門学校	80名	〒662-0911 兵庫県西宮市池田町13-2	(0798)26-0661
	姫路市医師会看護専門学校 看護学科	80名	〒670-0074 兵庫県姫路市御立西5-6-22	(079)298-1241
	西神看護専門学校	60名	〒651-2301 兵庫県神戸市西区神出町勝成78-53	(078)965-1847
	尼崎健康・医療事業財団 看護専門学校	70名	〒661-0026 兵庫県尼崎市水堂町3-15-20	(06)6436-8702
奈良	奈良県立五條病院附属 看護専門学校	40名	〒637-0036 奈良県五條市野原西5-2-40	(0747)22-1112
	奈良県立奈良病院附属 看護専門学校	40名	〒631-0846 奈良県奈良市平松1-30-2	(0742)44-8883
	奈良県立三室病院附属 看護専門学校	40名	〒636-0802 奈良県生駒郡三郷町三室1-14-1	(0745)72-9412
	大和高田市立看護専門学校	30名	〒635-0094 奈良県大和高田市礒野北町1-1	(0745)53-2901
	奈良県医師会看護専門学校	40名	〒634-8502 奈良県橿原市内膳町5-5-8	(0744)22-3430
	奈良県病院協会看護専門学校	40名	〒634-0061 奈良県橿原市大久保町454-10	(0744)25-7374
	田北看護専門学校	40名	〒639-1016 奈良県大和郡山市城南町3-25	(0743)52-2276
	ハートランドしぎさん看護専門学校	40名	〒636-0815 奈良県生駒郡三郷町勢野北4-13-1	(0745)73-6600
	関西学研医療福祉学院看護学科	40名	〒631-0805 奈良県奈良市右京1-1-5	(0742)72-0600
	阪奈中央看護専門学校	40名	〒630-0243 奈良県生駒市俵口町450	(0743)74-9058
和歌山	和歌山県立高等看護学院 看護学科１部	50名	〒649-6604 和歌山県紀の川市西野山505-1	(0736)75-6280
	和歌山県立なぎ看護学校	40名	〒647-0072 和歌山県新宮市蜂伏20-39	(0735)31-8797
	国保野上厚生総合病院附属 看護専門学校	40名	〒640-1141 和歌山県海草郡紀美野町小畑165-4	(073)489-8500
	社会保険紀南看護専門学校	30名	〒646-0031 和歌山県田辺市湊663	(0739)22-1592
	和歌山赤十字看護専門学校	50名	〒640-8269 和歌山県和歌山市小松原通4-20	(073)422-4171
	和歌山看護専門学校	50名	〒640-0112 和歌山県和歌山市西庄1107-26	(073)456-5780
	和歌山市医師会看護専門学校	40名	〒641-0051 和歌山県和歌山市西高松2-13-34	(073)445-9805
鳥取	国立病院機構米子医療センター附属 看護学校	40名	〒683-0006 鳥取県米子市車尾4-17-2	(0859)31-6187
	鳥取県立倉吉総合看護専門学校 第１看護学科	35名	〒682-0805 鳥取県倉吉市南昭和町15	(0858)22-1041
	鳥取県立鳥取看護専門学校	40名	〒680-0901 鳥取県鳥取市江津260	(0857)29-2407
島根	国立病院機構浜田医療センター附属 看護学校	40名	〒697-8512 島根県浜田市浅井町777-12	(0855)28-7788
	島根県立石見高等看護学院	40名	〒698-0007 島根県益田市昭和町20-15	(0856)23-2615
	松江総合医療専門学校看護学科	40名	〒690-0265 島根県松江市上大野町2081-4	(0852)88-3131
岡山	国立病院機構岡山医療センター附属 岡山看護助産学校看護学科	120名	〒701-1195 岡山県岡山市北区田益1711-1	(086)294-9292
	岡山労災看護専門学校	40名	〒702-8055 岡山県岡山市南区築港緑町1-10-25	(086)261-8180
	岡山赤十字看護専門学校	40名	〒700-8607 岡山県岡山市北区青江2-1-1	(086)223-6800
	岡山済生会看護専門学校	50名	〒700-0013 岡山県岡山市北区伊福町2-17-5	(086)253-7910
	旭川荘厚生専門学院第１看護科	80名	〒703-8560 岡山県岡山市北区祇園地866	(086)275-0145
	倉敷看護専門学校 看護学科３年課程	40名	〒710-0036 岡山県倉敷市粒浦80-1	(086)427-1234
	倉敷中央看護専門学校	40名	〒710-8602 岡山県倉敷市美和1-1-1	(086)422-9311
	ソワニエ看護専門学校	40名	〒703-8265 岡山県岡山市倉田394-3	(086)274-6455
	津山中央看護専門学校	40名	〒708-0841 岡山県津山市川崎1760	(0868)21-8230
	岡山医療福祉専門学校看護学科	50名	〒703-8275 岡山県岡山市中区門田屋敷3-5-18	(086)271-6001
	順正高等看護福祉専門学校	80名	〒716-8508 岡山県高梁市伊賀町８	(0866)22-8065
	★玉野総合医療専門学校 保健看護学科	40名	〒706-0002 岡山県玉野市築港1-1-20	(0863)31-6830
広島	国立病院機構呉医療センター附属 呉看護学校	80名	〒737-0023 広島県呉市青山町3-1	(0823)22-5599
	広島県立三次看護専門学校 第一看護学科	60名	〒728-0023 広島県三次市東酒屋町字敷盛518-1	(0824)62-5141
	広島市立看護専門学校 第一看護学科	80名	〒730-0043 広島県広島市中区富士見町11-27	(082)243-6146

	広島県厚生連尾道看護専門学校	40名	〒722-0002 広島県尾道市古浜町7-19	(0848)24-1191
	尾道市医師会看護専門学校 **	40名	〒722-0025 広島県尾道市栗原東2-4-33	(0848)25-3153
	福山市医師会看護専門学校 第一看護学科	40名	〒720-0032 広島県福山市三吉町南2-11-25	(084)926-7588
	呉共済病院看護専門学校	35名	〒737-0811 広島県呉市西中央3-2-4	(0823)22-2111
山口	国立病院機構岩国医療センター附属 看護学校	40名	〒740-0041 山口県岩国市黒磯町2-13-10	(0827)31-7188
	山口県立萩看護学校第１看護学科	40名	〒758-0057 山口県萩市大字堀内字菊ケ浜489-5	(0838)26-6500
	大島看護専門学校	35名	〒742-2711 山口県大島郡周防大島町大字家房1595-1	(0820)76-0556
	ウエストジャパン看護専門学校	40名	〒750-0001 山口県下関市大坪本町44-20	(083)231-3903
	徳山看護専門学校	70名	〒745-0836 山口県周南市慶万町10-1	(0834)31-4560
	★岩国YMCA国際医療福祉専門学校 保健看護学科	60名	〒740-0018 山口県岩国市麻里布町2-6-25	(0827)29-1892
	下関看護リハビリテーション学校 看護学科	40名	〒750-0025 山口県下関市竹崎町3-4-17	(0120)301-402
	YIC看護福祉専門学校看護学科	40名	〒747-0802 山口県防府市中央町1-8	(0835)26-1122
徳島	国立病院機構東徳島医療センター 附属看護学校	40名	〒779-0193 徳島県板野郡板野町大寺字大向北1-1	(088)672-4534
	徳島県立総合看護学校 第一看護学科	40名	〒770-0046 徳島県徳島市鮎喰町2-41-6	(088)633-6623
	健康保険鳴門看護専門学校	40名	〒772-0002 徳島県鳴門市撫養町斉田字見白36-1	(088)686-4417
香川	国立病院機構善通寺病院附属 善通寺看護学校	80名	〒765-0001 香川県善通寺市仙遊町2-1-1	(0877)62-3688
	◆穴吹医療大学校看護学科	40名	〒760-0020 香川県高松市錦町1-22-23	(087)823-5700
	香川看護専門学校第１看護学科	40名	〒765-0053 香川県善通寺市生野町920-1	(0877)63-6161
	◆四国医療専門学校看護学科	40名	〒769-0205 香川県綾歌郡宇多津町浜五番丁62-1	(0877)41-2323
愛媛	国立病院機構愛媛病院附属 看護学校	40名	〒791-0281 愛媛県東温市見奈良1545-1	(089)990-1830
	愛媛県立看護専門学校	30名	〒799-0422 愛媛県四国中央市中之庄町1684-3	(0896)24-5755
	松山赤十字看護専門学校	40名	〒790-0823 愛媛県松山市清水町3-90	(089)924-1112
	今治看護専門学校 専門課程第一看護学科	80名	〒794-0026 愛媛県今治市別宮町7-3-2	(0898)22-6545
	松山看護専門学校第１看護学科	40名	〒790-0014 愛媛県松山市柳井町2-85	(089)915-7751
	宇和島看護専門学校	40名	〒798-0025 愛媛県宇和島市伊吹町甲594-3	(0895)22-6611
	十全看護専門学校	30名	〒792-0004 愛媛県新居浜市北新町2-77	(0897)33-1723
	◆河原医療大学校看護学科	80名	〒790-0005 愛媛県松山市花園町3-6	(089)915-5355
高知	国立病院機構高知病院附属 看護学校	40名	〒780-8507 高知県高知市朝倉西町1-2-25	(088)828-4460
	高知県立幡多看護専門学校	35名	〒788-0785 高知県宿毛市山奈町芳奈3-2	(0880)66-2525
	龍馬看護ふくし専門学校看護学科	60名	〒780-0056 高知県高知市北本町1-5-3	(088)825-1800
福岡	国立病院機構九州医療センター附属 福岡看護助産学校看護学科	80名	〒810-8563 福岡県福岡市中央区地行浜1-8-1	(092)852-0719
	北九州市立看護専門学校	40名	〒802-0077 福岡県北九州市小倉北区馬借2-1-1	(093)541-1831
	あさくら看護学校	40名	〒838-0064 福岡県朝倉市頓田294-1	(0946)22-5510
	おばせ看護学院	40名	〒800-0344 福岡県京都郡苅田町大字新津1598	(0930)23-0839
	遠賀中央看護助産学校看護学科	40名	〒807-0052 福岡県遠賀郡水巻町下二西2-1-33	(093)203-2333
	小倉南看護専門学校	42名	〒802-0978 福岡県北九州市小倉南区蒲生5-5-2	(093)963-3425
	製鉄記念八幡看護専門学校	女子40名	〒805-8508 福岡県北九州市八幡東区春の町1-1-1	(093)671-9346
	高尾看護専門学校看護学科	40名	〒838-0141 福岡県小郡市小郡字堂の前1421-4	(0942)73-2767
	健和看護学院	100名	〒803-8014 福岡県北九州市小倉北区大手町15-1	(093)592-0311
	麻生看護大学校看護科	60名	〒820-0018 福岡県飯塚市芳雄町3-83	(0948)25-5999
	大川看護福祉専門学校看護学科	40名	〒831-0016 福岡県大川市大字酒見字上城内391-5	(0944)88-3433
	専門学校北九州看護大学校	40名	〒802-0803 福岡県北九州市小倉南区春ヶ丘10-15	(093)932-0123
	西日本看護専門学校	50名	〒800-0257 福岡県北九州市小倉南区湯川5-9-27	(093)952-0111
	福岡医療専門学校看護科	40名	〒814-0005 福岡県福岡市早良区祖原3-1	(092)833-6120
	福岡看護専門学校第１科	50名	〒811-0213 福岡県福岡市東区和白丘2-1-12	(092)607-0053

	福岡国際医療福祉学院看護学科	40名	〒814-0001 福岡県福岡市早良区百道浜3-6-40	(092)832-1166
	福岡水巻看護助産学校看護学科	80名	〒807-0051 福岡県遠賀郡水巻町立屋敷1-14-51	(093)201-5233
	宗像看護専門学校	80名	〒811-3305 福岡県福津市宮司2-11-20	(0940)52-5222
佐賀	国立病院機構嬉野医療センター附属看護学校	40名	〒843-0393 佐賀県嬉野市嬉野町大字下宿丙2436	(0954)42-0659
	佐賀県立総合看護学院看護学科	40名	〒849-0918 佐賀県佐賀市兵庫南3-7-17	(0952)25-9220
	◆医療福祉専門学校緑生館総合看護学科	40名	〒841-0074 佐賀県鳥栖市西新町1428-566	(0942)84-5100
	アカデミー看護専門学校	40名	〒841-0016 佐賀県鳥栖市田代外町1526-1	(0942)83-3375
	武雄看護リハビリテーション学校看護学科	40名	〒843-0024 佐賀県武雄市武雄町大字富岡12623	(0954)23-6700
長崎	佐世保市立看護専門学校	40名	〒857-0056 長崎県佐世保市平瀬町3-1	(0956)24-7329
	島原市医師会看護学校看護科３年課程全日制	40名	〒855-0851 長崎県島原市萩原1-1230	(0957)65-0730
	長崎市医師会看護専門学校第１看護学科	40名	〒850-8511 長崎県長崎市栄町2-22	(095)818-5800
熊本	国立病院機構熊本医療センター附属看護学校	40名	〒860-0008 熊本県熊本市中央区二の丸1-5	(096)352-5691
	熊本労災看護専門学校	40名	〒866-0826 熊本県八代市竹原町1517-2	(0965)33-2009
	天草市立本渡看護専門学校	40名	〒863-0043 熊本県天草市亀場町亀川12-1	(0969)22-2000
	上天草看護専門学校	40名	〒866-0205 熊本県上天草市龍ヶ岳町高戸1419-2	(0969)62-0200
	熊本市医師会看護専門学校第１看護学科	40名	〒860-0811 熊本県熊本市中央区本荘3-3-3	(096)366-3638
	九州中央リハビリテーション学院看護学科	80名	〒860-0821 熊本県熊本市中央区本山3-3-84	(096)322-2200
	熊本駅前看護リハビリテーション学院看護学科	80名	〒860-0047 熊本県熊本市西区春日2-1-15	(096)212-0711
	熊本看護専門学校第１看護学科	80名	〒860-0079 熊本県熊本市西区上熊本1-10-8	(096)355-4401
大分	国立病院機構別府医療センター附属大分中央看護学校	80名	〒874-0011 大分県別府市大字内かまど1473	(0977)67-1111
	藤華医療技術専門学校看護学科	50名	〒879-7125 大分県豊後大野市三重町内田4000-1	(0974)22-3434
宮崎	国立病院機構都城病院附属看護学校	40名	〒885-0014 宮崎県都城市祝吉町5033-1	(0986)22-3690
	都城洋香看護専門学校看護学科	80名	〒889-1911 宮崎県北諸県郡三股町大字長田字丸岡1258-1	(0986)52-6921
	九州保健福祉大学総合医療専門学校看護学科	40名	〒880-0867 宮崎県宮崎市瀬頭2-1-10	(0985)29-5300
	日南看護専門学校	40名	〒887-0013 宮崎県日南市木山2-4-16	(0987)23-1883
	宮崎医療福祉専門学校看護学科	40名	〒881-0004 宮崎県西都市清水1000	(0983)42-1010
鹿児島	国立病院機構鹿児島医療センター附属鹿児島看護学校	120名	〒890-0005 鹿児島県鹿児島市下伊敷1-52-17	(099)220-0237
	鹿屋市立鹿屋看護専門学校	30名	〒893-0064 鹿児島県鹿屋市西原3-7-40	(0994)44-6361
	鹿児島県医療法人協会立看護専門学校	40名	〒891-0105 鹿児島県鹿児島市中山町878-1	(099)268-4796
	鹿児島高等看護学院	20名	〒890-0023 鹿児島県鹿児島市永吉1-18-2	(099)257-9711
	仁心看護専門学校	40名	〒899-5102 鹿児島県霧島市隼人町真孝910-7	(0995)42-2266
	鹿児島中央看護専門学校３年課程看護科	40名	〒892-0822 鹿児島県鹿児島市泉町12-7	(099)227-5330
	奄美看護福祉専門学校看護学科	40名	〒894-0771 鹿児島県奄美市名瀬小湊338-2	(0120)54-9181
	★鹿児島医療技術専門学校保健看護学科	40名	〒891-0113 鹿児島県鹿児島市東谷山3-31-27	(099)260-4151
	鹿児島医療福祉専門学校看護学科	80名	〒890-0034 鹿児島県鹿児島市田上8-21-3	(099)281-9911
	加治木看護専門学校	50名	〒899-5221 鹿児島県姶良市加治木町港町131-1	(0995)62-5811
	神村学園専修学校看護学科	40名	〒896-8686 鹿児島県いちき串木野市別府4460	(0996)21-2070
	久木田学園看護専門学校	50名	〒891-1304 鹿児島県鹿児島市本名町481-1	(099)294-3364
	タラ看護専門学校	35名	〒890-0055 鹿児島県鹿児島市上荒田町21-12	(099)812-6611
沖縄	ぐしかわ看護専門学校	80名	〒904-2201 沖縄県うるま市字昆布長尾原1832-1	(098)972-4600
	那覇看護専門学校看護学科	80名	〒901-0222 沖縄県豊見城市渡橋名289-23	(098)850-8050
	浦添看護学校第一看護学科	80名	〒901-2104 沖縄県浦添市当山2-30-1	(098)877-7741

	北部看護学校	80名	〒905-0005 沖縄県名護市字為又1219-91	(0980)54-1001
	沖縄看護専門学校	80名	〒901-1393 沖縄県島尻郡与那原町字板良敷1380-1	(098)946-1414

★は保健師課程の統合校、修業年限は４年。☆は助産師課程の統合校、修業年限は４年。 (2012年８月現在)
◆は看護師教育に特化した養成校、修業年限は４年。
＊＊は昼間定時制の学校、修業年限は４年。

大学院を設置している大学

都道府県	名称	課程別定員 修士	課程別定員 博士	住所	TEL
北海道	旭川医科大学大学院 医学系研究科看護学専攻	16名		〒078-8510 北海道旭川市緑が丘東２条1-1-1	(0166)68-2214
	北海道大学大学院 保健科学院保健科学専攻	26名	8名	〒060-0812 北海道札幌市北区北12条西５	(011)706-3318
	札幌医科大学大学院 保健医療学研究科看護学専攻	12名	2名	〒060-8556 北海道札幌市 中央区南１条西17	(011)611-2111
	札幌市立大学大学院 看護学研究科看護学専攻	18名	3名	〒060-0011 北海道札幌市中央区北11条西13	(011)726-2500
	天使大学大学院 看護栄養学研究科看護学専攻 助産研究科助産専攻	 8名 40名		〒065-0013 北海道札幌市東区北13条東3-1-30	(011)741-1051
	日本赤十字北海道看護大学大学院 看護学研究科看護学専攻 助産学専攻	 6名 10名		〒090-0011 北海道北見市曙町664-1	(0157)66-3311
	北海道医療大学大学院 看護福祉学研究科看護学専攻	15名	2名	〒061-0293 北海道石狩郡当別町金沢1757	(0133)23-1211
青森	弘前大学大学院保健学研究科保健学専攻	25名	9名	〒036-8564 青森県弘前市本町66-1	(0172)33-5111
	青森県立保健大学大学院 健康科学研究科健康科学専攻	20名	4名	〒030-8505 青森県青森市大字浜館字間瀬58-1	(017)765-2144
岩手	岩手県立大学大学院 看護学研究科看護学専攻	15名	5名	〒020-0193 岩手県岩手郡 滝沢村滝沢字巣子152-52	(019)694-2014
宮城	東北大学大学院医学系研究科保健学専攻	24名	10名	〒980-8575 宮城県仙台市青葉区星陵町2-1	(022)717-8010
	宮城大学大学院 看護学研究科看護学専攻	10名	3名	〒981-3298 宮城県黒川郡大和町学苑1-1	(022)377-8333
秋田	秋田大学大学院医学系研究科保健学専攻	12名	3名	〒010-8543 秋田県秋田市本道1-1-1	(018)884-6505
	日本赤十字秋田看護大学大学院 看護学研究科看護学専攻	12名		〒010-1493 秋田県秋田市上北手猿田 字苗代沢17-3	(018)829-3759
山形	山形大学大学院 医学系研究科看護学専攻	16名	3名	〒990-9585 山形県山形市飯田西2-2-2	(023)628-5049
	山形県立保健医療大学大学院 保健医療学研究科保健医療学専攻	12名		〒990-2212 山形県山形市上柳260	(023)686-6688
福島	福島県立医科大学大学院 看護学研究科看護学専攻	15名		〒960-1295 福島県福島市光が丘１	(024)547-1806
茨城	筑波大学大学院 人間総合科学研究科看護科学専攻	15名	8名	〒305-8577 茨城県つくば市天王台1-1-1	(029)853-2230
	茨城県立医療大学大学院 保健医療科学研究科看護学専攻 保健医療科学専攻	 6名 	 5名	〒300-0394 茨城県稲敷郡阿見町阿見4669-2	(029)840-2111
	茨城キリスト教大学大学院 看護学研究科看護学専攻	6名		〒319-1295 茨城県日立市大みか町6-11-1	(0294)54-3212
栃木	国際医療福祉大学大学院 医療福祉学研究科保健医療学専攻	100名	50名	〒324-8501 栃木県大田原市北金丸2600-1	(0287)24-3200
	自治医科大学大学院 看護学研究科看護学専攻	8名	2名	〒329-0498 栃木県下野市薬師寺3311-159	(0285)58-7447
	獨協医科大学大学院 看護学研究科看護学専攻	10名		〒321-0293 栃木県下都賀郡壬生町 北小林880	(0282)87-2489
群馬	群馬大学大学院 保健学研究科保健学専攻	50名	10名	〒371-8511 群馬県前橋市昭和町3-39-22	(027)220-7111
	群馬県立県民健康科学大学大学院 看護学研究科看護学専攻	8名		〒371-0052 群馬県前橋市上沖町323-1	(027)235-1211

	群馬パース大学大学院 保健科学研究科保健科学専攻	6名		〒370-0006 群馬県高崎市問屋町1-7-1	(027)365-3370
	高崎健康福祉大学大学院 保健医療学研究科看護学専攻	6名		〒370-0033 群馬県高崎市中大類町501	(027)352-1291
埼玉	埼玉県立大学大学院 保健医療福祉学研究科保健医療福祉学専攻	20名		〒343-8540 埼玉県越谷市三野宮820	(048)973-4117
	埼玉医科大学大学院 看護学研究科看護学専攻	10名		〒350-1241 埼玉県日高市山根1397-1	(042)984-4801
	目白大学大学院看護学研究科看護学専攻	15名		〒351-0102 埼玉県和光市諏訪2-12	(048)260-7001
千葉	千葉大学大学院 看護学研究科看護学専攻 看護システム管理学専攻	25名 9名	12名	〒260-8672 千葉県千葉市中央区亥鼻1-8-1	(043)226-2450
	順天堂大学大学院 医療看護学研究科看護学専攻	15名		〒279-0023 千葉県浦安市高洲2-5-1	(047)355-3111
東京	東京医科歯科大学大学院 保健衛生学研究科総合保健看護学専攻	17名	8名	〒113-8510 東京都文京区湯島1-5-45	(03)5803-4924
	東京大学大学院 医学系研究科健康科学・看護学専攻 国際保健学専攻	25名 21名	25名 9名	〒113-0033 東京都文京区本郷7-3-1	(03)5841-3309
	首都大学東京大学院 人間健康科学研究科人間健康科学専攻	50名	22名	〒116-8551 東京都荒川区東尾久7-2-10	(03)3819-1211
	杏林大学大学院保健学研究科看護学専攻	7名	2名	〒192-8508 東京都八王子市宮下町476	(042)691-0011
	上智大学大学院 総合人間科学研究科看護学専攻	9名		〒102-8554 東京都千代田区紀尾井町7-1	(03)3238-3517
	聖路加看護大学大学院 看護学研究科看護学専攻 ウィメンズヘルス・助産学専攻	15名 15名	10名	〒104-0044 東京都中央区明石町10-1	(03)3543-6391
	帝京大学大学院 医療技術学研究科看護学専攻	10名	4名	〒173-8605 東京都板橋区加賀2-1-11	(03)3964-3294
	東京医療保健大学大学院 医療保健学研究科医療保健学専攻	20名	4名	〒141-8648 東京都品川区東五反田4-1-17 (五反田キャンパス)	(03)5421-7655
	東京医療保健大学大学院 看護学研究科看護学専攻	20名		〒152-8558 東京都目黒区東が丘2-5-1	(03)5779-5031
	東京慈恵会医科大学大学院 医学研究科看護学専攻	10名		〒182-8570 東京都調布市国領町8-3-1	(03)3480-1151
	東京女子医科大学大学院 看護学研究科看護学専攻	16名	10名	〒162-8666 東京都新宿区河田町8-1	(03)3357-4801
	東邦大学大学院医学研究科看護学専攻	15名	5名	〒143-0015 東京都大田区大森西4-16-20	(03)3762-9881
	日本赤十字看護大学大学院 看護学研究科看護学専攻 国際保健助産学専攻	30名 15名	5名	〒150-0012 東京都渋谷区広尾4-1-3	(03)3409-0950
	武蔵野大学大学院看護学研究科看護学専攻	10名		〒202-8585 東京都西東京市新町1-1-20	(042)468-3200
神奈川	神奈川県立保健福祉大学大学院 保健福祉学研究科保健福祉学専攻	20名		〒238-8522 神奈川県横須賀市平成町1-10-1	(046)828-2525
	横浜市立大学大学院医学研究科看護学専攻	12名		〒236-0004 神奈川県横浜市金沢区福浦3-9	(045)787-2588
	北里大学大学院看護学研究科看護学専攻	15名	4名	〒252-0373 神奈川県相模原市南区北里1-15-1	(042)778-9281
	慶應義塾大学大学院健康マネジメント研究科 看護・医療・スポーツマネジメント専攻	40名	10名	〒252-0883 神奈川県藤沢市遠藤4411	(0466)49-6265
	昭和大学大学院 保健医療学研究科保健医療学専攻	10名	4名	〒226-8555 神奈川県横浜市緑区十日市場町1865	(045)985-6555
	東海大学大学院 健康科学研究科看護学専攻	10名		〒259-1193 神奈川県伊勢原市下糟屋143	(0463)93-1121
新潟	新潟大学大学院保健学研究科保健学専攻	20名	6名	〒951-8518 新潟県新潟市中央区旭町通２番地746	(025)227-2357
	新潟県立看護大学大学院 看護学研究科看護学専攻	15名		〒943-0147 新潟県上越市新南町240	(025)526-2811
	新潟医療福祉大学大学院 医療福祉学研究科健康科学専攻	10名		〒950-3198 新潟県新潟市北区島見町1398	(025)257-4459
富山	富山大学大学院 医学薬学教育部(医学領域)看護学専攻	16名		〒930-0194 富山県富山市杉谷2630	(076)434-7138
石川	金沢大学大学院医学系研究科保健学専攻	70名	25名	〒920-0942 石川県金沢市小立野5-11-80	(076)265-2500
	石川県立看護大学大学院 看護学研究科看護学専攻	10名	3名	〒929-1210 石川県かほく市学園台1-1	(076)281-8300

福井	福井大学大学院医学系研究科看護学専攻	12名		〒910-1193	福井県吉田郡永平寺町 松岡下合月23-3	(0776)61-3111
	福井県立大学大学院 看護福祉学研究科看護学専攻	10名		〒910-1195	福井県吉田郡永平寺町 松岡兼定島4-1-1	(0776)61-6000
山梨	山梨大学大学院医学工学総合教育部 看護学専攻 ヒューマンヘルスケア学専攻	16名	4名	〒409-3898	山梨県中央市下河東1110	(055)273-9627
	山梨県立大学大学院 看護学研究科看護学専攻	10名		〒400-0062	山梨県甲府市池田1-6-1	(055)253-7780
長野	信州大学大学院医学系研究科保健学専攻	14名	4名	〒390-8621	長野県松本市旭3-1-1	(0263)37-3376
	長野県看護大学大学院 看護学研究科看護学専攻	16名	4名	〒399-4117	長野県駒ケ根市赤穂1694	(0265)81-5100
	佐久大学大学院看護学研究科看護学専攻	5名		〒385-0022	長野県佐久市岩村田2384	(0267)68-6680
岐阜	岐阜大学大学院医学系研究科看護学専攻	8名		〒501-1193	岐阜県岐阜市柳戸1-1	(058)293-3218
	岐阜県立看護大学大学院 看護学研究科看護学専攻	12名	2名	〒501-6295	岐阜県羽島市江吉良町3047-1	(058)397-2300
静岡	浜松医科大学大学院 医学系研究科看護学専攻	16名		〒431-3192	静岡県浜松市東区半田山1-20-1	(053)435-2205
	静岡県立大学大学院 看護学研究科看護学専攻	16名		〒422-8526	静岡県静岡市駿河区谷田52-1	(054)264-5007
	聖隷クリストファー大学大学院 看護学研究科看護学専攻	10名	5名	〒433-8558	静岡県浜松市北区三方原町3453	(053)439-1401
愛知	名古屋大学大学院医学系研究科看護学専攻	18名	6名	〒461-8673	愛知県名古屋市東区大幸南1-1-20	(052)719-1518
	愛知県立大学大学院 看護学研究科看護学専攻	21名	4名	〒463-8502	愛知県名古屋市 守山区大字上志段味字東谷	(052)736-1401
	名古屋市立大学大学院 看護学研究科看護学専攻	24名	5名	〒467-8601	愛知県名古屋市 瑞穂区瑞穂町字川澄1	(052)853-8037
	愛知医科大学大学院 看護学研究科看護学専攻	10名		〒480-1195	愛知県長久手市岩作雁又1-1	(0561)61-5413
	中部大学大学院 生命健康科学研究科看護学専攻	6名		〒487-8501	愛知県春日井市松本町1200	(0568)51-1111
	豊橋創造大学大学院 健康科学研究科健康科学専攻	6名		〒440-8511	愛知県豊橋市牛川町松下20-1	(050)2017-2100
	日本赤十字豊田看護大学大学院 看護学研究科看護学専攻	10名		〒471-8565	愛知県豊田市白山町七曲12-33	(0565)36-5228
	藤田保健衛生大学大学院 保健学研究科保健学専攻	16名		〒470-1192	愛知県豊明市沓掛町田楽ヶ窪1-98	(0562)93-2504
三重	三重大学大学院医学系研究科看護学専攻	16名		〒514-8507	三重県津市江戸橋2-174	(059)231-5424
	三重県立看護大学大学院 看護学研究科看護学専攻	15名		〒514-0116	三重県津市夢が丘1-1-1	(059)233-5602
	四日市看護医療大学大学院 看護学研究科看護学専攻	10名		〒512-8045	三重県四日市市萱生町1200	(059)340-0707
滋賀	滋賀医科大学大学院 医学系研究科看護学専攻	16名		〒520-2192	滋賀県大津市瀬田月輪町	(077)548-2071
	滋賀県立大学大学院 人間看護学研究科人間看護学研究	12名		〒522-8533	滋賀県彦根市八坂町2500	(0749)28-8217
京都	京都大学大学院 医学研究科人間健康科学系専攻	49名	15名	〒606-8507	京都府京都市左京区聖護院川原町53	(075)751-3906
	京都府立医科大学大学院 保健看護研究科保健看護学専攻	8名		〒602-0857	京都府京都市上京区 清和院口寺町東入ル中御霊町410	(075)251-5167
	京都橘大学大学院看護学研究科看護学専攻	10名		〒607-8175	京都府京都市山科区大宅山田町34	(075)574-4116
大阪	大阪大学大学院医学系研究科保健学専攻	65名	23名	〒565-0871	大阪府吹田市山田丘1-7	(06)6879-2512
	大阪府立大学大学院 看護学研究科看護学専攻	26名	5名	〒583-8555	大阪府羽曳野市はびきの3-7-30	(072)950-2111
	大阪市立大学大学院 看護学研究科看護学専攻	10名	3名	〒545-0051	大阪府大阪市阿倍野区旭町1-5-17	(06)6645-3511
	森ノ宮医療大学 保健医療学研究科保健医療学専攻	6名		〒559-8611	大阪府大阪市住之江区 南港北1-26-16	(0120)68-8908
兵庫	神戸大学大学院 保健学研究科保健学専攻	56名	25名	〒654-0142	兵庫県神戸市須磨区友が丘7-10-2	(078)792-2555
	兵庫県立大学大学院 看護学研究科看護学専攻	25名	4名	〒673-8588	兵庫県明石市北王子町13-71	(078)925-9404

	神戸市看護大学大学院 看護学研究科看護学専攻	15名	3名	〒651-2103 兵庫県神戸市西区学園西町3-4	(078)794-8080
	甲南女子大学大学院 看護学研究科看護学専攻	5名		〒658-0001 兵庫県神戸市東灘区森北町6-2-23	(078)431-0499
	兵庫医療大学大学院 看護学研究科看護学専攻	8名		〒650-8530 兵庫県神戸市中央区港島1-3-6	(078)304-3030
奈良	奈良県立医科大学大学院 看護学研究科看護学専攻	10名		〒634-8521 奈良県橿原市四条町840	(0744)29-8917
	畿央大学大学院 健康科学研究科健康科学専攻	20名	5名	〒635-0832 奈良県北葛城郡広陵町馬見中4-2-2	(0745)54-1603
和歌山	和歌山県立医科大学大学院 保健看護学研究科保健看護学専攻	12名		〒641-0011 和歌山県和歌山市三葛580	(073)446-6700
鳥取	鳥取大学大学院医学系研究科保健学専攻	14名	4名	〒683-8503 鳥取県米子市西町86	(0859)38-7106
島根	島根大学大学院医学系研究科看護学専攻	12名		〒693-8501 島根県出雲市塩冶町89-1	(0853)20-2083
岡山	岡山大学大学院 保健学研究科保健学専攻	26名	10名	〒700-8558 岡山県岡山市北区鹿田町2-5-1	(086)235-7984
	岡山県立大学大学院 保健福祉学研究科看護学専攻 保健福祉科学専攻	7名	5名	〒719-1197 岡山県総社市窪木111	(0866)94-2111
	川崎医療福祉大学大学院 医療福祉学研究科保健看護学専攻	12名	2名	〒701-0193 岡山県倉敷市松島288	(086)464-1004
	吉備国際大学大学院 保健科学研究科保健科学専攻	6名	3名	〒716-8508 岡山県高梁市伊賀町8	(0120)25-9944
広島	広島大学大学院 医歯薬保健学研究科保健学専攻	34名	17名	〒734-8553 広島県広島市南区霞1-2-3	(082)257-5049
	県立広島大学大学院 総合学術研究科保健福祉学専攻	20名		〒723-0053 広島県三原市学園町1-1	(0848)60-1126
	日本赤十字広島看護大学大学院 看護学研究科看護学専攻	10名		〒738-0052 広島県廿日市市阿品台東1-2	(0829)20-2800
	広島国際大学大学院看護学研究科看護学専攻	10名	3名	〒737-0112 広島県呉市広古新開5-1-1	(0823)70-4500
	広島文化学園大学大学院 看護学研究科看護学専攻	10名	6名	〒737-0004 広島県呉市阿賀南2-10-3	(0823)74-6000
	福山平成大学大学院 看護学研究科看護学専攻	5名		〒720-0001 広島県福山市御幸町上岩成正戸117-1	(084)972-5001
山口	山口大学大学院医学系研究科保健学専攻	12名	5名	〒755-8505 山口県宇部市南小串1-1-1	(0836)22-2058
	山口県立大学大学院 健康福祉学研究科健康福祉学専攻	10名	3名	〒753-8502 山口県山口市桜畠3-2-1	(083)928-5637
徳島	徳島大学大学院保健科学教育部保健学専攻	19名	5名	〒770-8509 徳島県徳島市蔵本町3-18-15	(088)633-9009
香川	香川大学大学院医学系研究科看護学専攻	16名		〒761-0793 香川県木田郡三木町池戸1750-1	(087)898-5111
	香川県立保健医療大学大学院 保健医療学研究科保健医療学専攻	8名		〒761-0123 香川県高松市牟礼町原281-1	(087)870-1212
愛媛	愛媛大学大学院医学系研究科看護学専攻	16名		〒791-0295 愛媛県東温市志津川	(089)960-5171
高知	高知大学大学院 総合人間自然科学研究科看護学専攻	12名		〒783-8505 高知県南国市岡豊町小蓮	(088)880-2295
	高知県立大学大学院 看護学研究科看護学専攻 健康生活科学研究科健康生活科学専攻	15名	6名	〒781-8515 高知県高知市池2751-1	(088)847-8700
福岡	九州大学大学院医学系学府保健学専攻	20名	10名	〒812-8582 福岡県福岡市東区馬出3-1-1	(092)642-6680
	福岡県立大学大学院 看護学研究科看護学専攻	12名		〒825-8585 福岡県田川市伊田4395	(0947)42-2118
	久留米大学大学院医学研究科医科学専攻	25名		〒830-0003 福岡県久留米市東櫛原町777-1	(0942)31-7528
	聖マリア学院大学大学院 看護学研究科看護学専攻	12名		〒830-8558 福岡県久留米市津福本町422	(0120)35-7271
	日本赤十字九州国際看護大学大学院 看護学研究科看護学専攻	10名		〒811-4157 福岡県宗像市アスティ1-1	(0940)35-7008
	福岡大学大学院医学研究科看護学専攻	6名		〒814-0180 福岡県福岡市城南区七隈8-19-1	(092)871-6631
佐賀	佐賀大学大学院医学系研究科看護学専攻	16名		〒849-8501 佐賀県佐賀市鍋島5-1-1	(0952)31-6511
長崎	長崎大学大学院 医歯薬学総合研究科保健学専攻	12名		〒852-8520 長崎県長崎市坂本1-7-1	(095)819-7000
	長崎県立大学大学院 人間健康科学研究科看護学専攻	8名		〒851-2195 長崎県西彼杵郡 長与町まなび野1-1-1	(095)813-5065

熊本	熊本大学大学院保健学教育部保健学専攻	16名	6名	〒862-0976 熊本県熊本市中央区九品寺4-24-1	(096) 342-2146
	九州看護福祉大学大学院 看護福祉学研究科看護学専攻	12名		〒865-0062 熊本県玉名市富尾888	(0968) 75-1850
大分	大分大学大学院医学系研究科看護学専攻	16名		〒879-5593 大分県由布市挾間町医大ケ丘1-1	(097) 554-6701
	大分県立看護科学大学大学院 看護学研究科看護学専攻 健康科学専攻	25名 2名	2名 2名	〒870-1201 大分県大分市大字廻栖野2944-9	(097) 586-4303
宮崎	宮崎大学大学院 医科学看護学研究科看護学専攻	10名		〒889-1692 宮崎県宮崎市清武町木原5200	(0985) 85-8970
	宮崎県立看護大学大学院 看護学研究科看護学専攻	12名	2名	〒880-0929 宮崎県宮崎市まなび野3-5-1	(0985) 59-7700
鹿児島	鹿児島大学大学院保健学研究科看護学領域 保健学専攻	12名	6名	〒890-8544 鹿児島県鹿児島市桜ヶ丘8-35-1	(099) 275-5120
沖縄	琉球大学大学院保健学研究科保健学専攻	10名	3名	〒903-0215 沖縄県中頭郡西原町字上原207	(098) 895-1053
	沖縄県立看護大学大学院 保健看護学研究科保健看護学専攻	6名	2名	〒902-0076 沖縄県那覇市与儀1-24-1	(098) 833-8800
	名桜大学大学院看護学研究科看護学専攻	6名		〒905-8585 沖縄県名護市為又1220-1	(0980) 51-1056

(2012年 8 月現在)

保健師養成校リスト

保健師の国家試験を受験するためには、看護師の資格を取得したあと、養成校で学ぶ必要があります。養成校には専門学校と短期大学専攻科があり、修業年限は１年です。

▼

保健師養成校

都道府県	名称	定員	住所	TEL
北海道	北海道立旭川高等看護学院地域看護学科	30名	〒078-8803 北海道旭川市緑が丘東３条1-1-2	(0166)65-7101
岩手	岩手看護短期大学地域看護学専攻	20名	〒020-0151 岩手県岩手郡滝沢村大釜字千が窪14-1	(019)687-3864
秋田	秋田県立衛生看護学院保健科	30名	〒013-0037 秋田県横手市前郷二番町10-2	(0182)23-5011
栃木	栃木県立衛生福祉大学校 保健看護学部保健学科	30名	〒320-0834 栃木県宇都宮市陽南4-2-1	(028)658-8521
埼玉	早稲田医療技術専門学校保健学科	40名	〒339-8555 埼玉県さいたま市岩槻区 太田字新正寺曲輪354-3	(048)758-7117
富山	富山県立総合衛生学院保健学科	25名	〒930-0975 富山県富山市西長江2-2-78	(076)424-6562
長野	飯田女子短期大学 専攻科地域看護学専攻	15名	〒395-8567 長野県飯田市松尾代田610	(0265)22-4460
愛知	名古屋医専保健学科	40名	〒450-0002 愛知県名古屋市中村区名駅4-27-1	(052)582-3000
大阪	藍野大学短期大学部 専攻科地域看護学専攻	40名	〒567-0018 大阪府茨木市太田3-9-25	(072)626-2361
奈良	白鳳女子短期大学 専攻科地域看護学専攻	40名	〒636-0011 奈良県北葛城郡王寺町葛下1-7-17	(0745)32-7890
島根	島根県立大学短期大学部 専攻科公衆衛生看護学専攻	30名	〒693-8550 島根県出雲市西林木町151	(0853)20-0215
高知	高知学園短期大学 専攻科地域看護学専攻	20名	〒780-0955 高知県高知市旭天神町292-26	(088)840-1664
佐賀	佐賀県立総合看護学院保健学科	20名	〒849-0918 佐賀県佐賀市兵庫南3-7-17	(0952)25-9220

(2012年８月現在)

助産師養成校リスト

助産師の国家試験を受験するためには、看護師の資格を取得したあと、養成校で学ぶ必要があります。養成校には専門学校と大学・短期大学専攻科があり、修業年限は１年です。

助産師養成校

都道府県	名称	定員	住所	TEL
北海道	札幌医科大学助産学専攻科	20名	〒060-0062 北海道札幌市中央区南２条西15 道立衛生学院内	(011)611-2111
	札幌市立大学助産学専攻科	10名	〒060-0011 北海道札幌市中央区北11条西13	(011)726-2500
	北海道立旭川高等看護学院助産学科	20名	〒078-8803 北海道旭川市緑が丘東３条1-1-2	(0166)65-7101
岩手	岩手看護短期大学助産学専攻	15名	〒020-0151 岩手県岩手郡滝沢村大釜字千が窪14-1	(019)687-3864
宮城	国立病院機構仙台医療センター附属仙台看護助産学校助産学科	35名	〒983-0045 宮城県仙台市宮城野区宮城野2-8-8	(022)293-1312
	医療法人社団スズキ病院附属助産学校	30名	〒989-2481 宮城県岩沼市里の杜3-5-21	(0223)23-3111
秋田	秋田県立衛生看護学院助産科	10名	〒013-0037 秋田県横手市前郷二番町10-2	(0182)23-5011
福島	福島県立総合衛生学院助産学科	20名	〒960-8141 福島県福島市渡利字中角61	(024)522-7827
茨城	茨城県立中央看護専門学校助産学科	25名	〒309-1703 茨城県笠間市鯉淵6528	(0296)70-5521
栃木	獨協医科大学助産学専攻科	10名	〒321-0293 栃木県下都賀郡壬生町北小林880	(0282)87-2489
群馬	高崎市医師会看護専門学校助産学科	20名	〒370-0006 群馬県高崎市問屋町4-8-11	(027)360-3300
埼玉	埼玉医科大学短期大学母子看護学専攻	20名	〒350-0495 埼玉県入間郡毛呂山町毛呂本郷38	(049)276-1509
千葉	帝京平成看護短期大学専攻科助産学専攻	20名	〒290-0192 千葉県市原市ちはら台西6-19	(0436)74-8881
	あびこ助産師専門学校	40名	〒270-1166 千葉県我孫子市我孫子1854-12	(04)7179-0321
	亀田医療技術専門学校助産学科	20名	〒296-0041 千葉県鴨川市東町1343-4	(04)7099-1205
東京	東京医療保健大学助産学専攻科	15名	〒141-8648 東京都品川区東五反田4-1-17(五反田キャンパス)	(03)5421-7655
	日本赤十字社助産師学校	40名	〒150-0012 東京都渋谷区広尾4-1-3	(03)3400-0112
	母子保健研修センター助産師学校 １年コース・２年コース	1年・30名 2年・20名	〒112-0013 東京都文京区音羽1-19-18	1年・(03)5981-3027 2年・(03)5981-3029
	中林病院助産師学院	20名	〒131-0032 東京都墨田区東向島3-29-1	(03)3614-5030
神奈川	神奈川県立衛生看護専門学校助産師学科	40名	〒231-0836 神奈川県横浜市中区根岸町2-85-2	(045)625-6767
富山	富山県立総合衛生学院助産学科	15名	〒930-0975 富山県富山市西長江2-2-78	(076)424-6562
長野	佐久大学別科助産師養成課程	10名	〒385-0022 長野県佐久市岩村田2384	(0267)68-6680
	飯田女子短期大学専攻科助産学専攻	5名	〒395-8567 長野県飯田市松尾代田610	(0265)22-4460
岐阜	岐阜医療科学大学助産学専攻科	20名	〒501-3892 岐阜県関市市平賀字長峰795-1	(0575)22-9401
	岐阜県立衛生専門学校助産学科	20名	〒500-8226 岐阜県岐阜市野一色4-11-2	(058)245-8502
静岡	浜松医科大学助産学専攻科	16名	〒431-3192 静岡県浜松市東区半田山1-20-1	(053)435-2205
	聖隷クリストファー大学助産学専攻科	15名	〒433-8558 静岡県浜松市北区三方原町3453	(053)439-1401
	静岡医療科学専門学校助産学科	15名	〒434-0041 静岡県浜松市浜北区平口2000	(053)585-1551
愛知	国立病院機構名古屋医療センター附属名古屋看護助産学校助産学科	20名	〒460-0001 愛知県名古屋市中区三の丸4-1-1	(052)955-8810
	愛知県医師会立名古屋助産師学院	20名	〒455-0031 愛知県名古屋市港区千鳥1-13-22	(052)659-0341
	名古屋医専助産学科	80名	〒450-0002 愛知県名古屋市中村区名駅4-27-1	(052)582-3000
三重	ユマニテク看護助産専門学校助産専攻科	30名	〒510-0067 三重県四日市市浜田町13-29	(059)353-4311

京都	国立病院機構京都医療センター附属 京都看護助産学校助産師科	35名	〒612-8555 京都府京都市伏見区深草向畑町1-1	(075)641-9161
	京都府医師会看護専門学校助産学科	20名	〒607-8169 京都府京都市山科区椥辻西浦町1-13	(075)502-9500
	洛和会京都厚生学校助産学科	20名	〒607-8064 京都府京都市山科区音羽八ノ坪53-1	(075)593-4116
大阪	大阪市立助産師学院	20名	〒559-0012 大阪府大阪市住之江区東加賀屋1-2-16	(06)6681-0882
	愛仁会看護助産専門学校助産学科	15名	〒569-1117 大阪府高槻市天神町2-1-12	(072)681-6031
	近畿大学附属看護専門学校助産学科	15名	〒589-0014 大阪府大阪狭山市大野東102-1	(072)366-6389
	聖バルナバ助産師学院	20名	〒543-0032 大阪府大阪市天王寺区細工谷1-3-18	(06)6779-1675
	ベルランド看護助産専門学校助産学科	25名	〒599-8247 大阪府堺市中区東山500-3	(072)234-2004
兵庫	神戸市看護大学助産学専攻科	15名	〒651-2103 兵庫県神戸市西区学園西町3-4	(078)794-8080
	兵庫県立総合衛生学院助産学科	20名	〒653-0052 兵庫県神戸市長田区海運町7-4-13	(078)733-6611
奈良	畿央大学助産学専攻科	10名	〒635-0832 奈良県北葛城郡広陵町馬見中4-2-2	(0745)54-1603
	白鳳女子短期大学 専攻科助産学専攻	35名	〒636-0011 奈良県北葛城郡王寺町葛下1-7-17	(0745)32-7890
	天理看護学院助産学科	10名	〒632-0018 奈良県天理市別所町80-1	(0743)63-3400
和歌山	和歌山県立医科大学助産学専攻科	10名	〒641-0011 和歌山県和歌山市三葛580	(073)446-6700
	和歌山県立高等看護学院助産学科	15名	〒649-6604 和歌山県紀の川市西野山505-1	(0736)75-6280
鳥取	鳥取県立倉吉総合看護専門学校 助産学科	16名	〒682-0805 鳥取県倉吉市南昭和町15	(0858)22-1041
島根	島根県立大学短期大学部 専攻科助産学専攻	18名	〒693-8550 島根県出雲市西林木町151	(0853)20-0215
岡山	国立病院機構岡山医療センター附属 岡山看護助産学校助産学科	20名	〒701-1195 岡山県岡山市北区田益1711-1	(086)294-9292
広島	県立広島大学助産学専攻科	15名	〒723-0053 広島県三原市学園町1-1	(0848)60-1126
	日本赤十字広島看護大学 看護学部助産師教育課程	5名	〒738-0052 広島県廿日市市阿品台東1-2	(0829)20-2850
	広島国際大学助産学専攻科	10名	〒737-0112 広島県呉市広古新開5-1-1(呉キャンパス)	(0823)70-4500
山口	山口県立大学別科助産専攻	10名	〒753-8502 山口県山口市桜畠3-2-1	(083)928-5637
徳島	徳島文理大学助産学専攻科	10名	〒770-8514 徳島県徳島市山城町西浜傍示180	(088)602-8700
香川	香川県立保健医療大学助産学専攻科	10名	〒761-0123 香川県高松市牟礼町原281-1	(087)870-1212
愛媛	愛媛県立医療技術大学助産学専攻科	10名	〒791-2101 愛媛県伊予郡砥部町高尾田543	(089)958-2111
福岡	西南女学院大学助産別科	20名	〒803-0835 福岡県北九州市小倉北区井堀1-3-5	(093)583-5123
	国立病院機構九州医療センター附属 福岡看護助産学校助産学科	20名	〒810-8563 福岡県福岡市中央区地行浜1-8-1	(092)852-0719
	遠賀中央看護助産学校助産学科	15名	〒807-0052 福岡県遠賀郡水巻町下二西2-1-33	(093)203-2333
	福岡水巻看護助産学校助産学科	25名	〒807-0051 福岡県遠賀郡水巻町立屋敷1-14-51	(093)201-5233
佐賀	佐賀県立総合看護学院助産学科	14名	〒849-0918 佐賀県佐賀市兵庫南3-7-17	(0952)25-9220
長崎	長崎市医師会看護専門学校助産学科	20名	〒850-8511 長崎県長崎市栄町2-22	(095)818-5800
熊本	熊本保健科学大学助産別科	20名	〒861-5598 熊本県熊本市北区和泉町325	(096)275-2215
	熊本看護専門学校助産学科	15名	〒860-0079 熊本県熊本市西区上熊本1-10-8	(096)355-4401
大分	藤華医療技術専門学校助産学科	20名	〒879-7125 大分県豊後大野市三重町内田4000-1	(0974)22-3434
宮崎	都城洋香看護専門学校助産学科	10名	〒889-1911 宮崎県北諸県郡三股町大字長田字丸岡1258-1	(0986)52-6921
鹿児島	鹿児島医療福祉専門学校助産学科	25名	〒890-0034 鹿児島県鹿児島市田上8-21-3	(099)281-9911
沖縄	沖縄県立看護大学別科助産専攻	20名	〒902-0076 沖縄県那覇市与儀1-24-1	(098)833-8800

(2012年8月現在)

問い合わせ先一覧

養成校や資格取得についてわからないことがあったら、
各都道府県の看護協会に問い合わせてみましょう。

●日本看護協会

所在地	TEL
〒150-0001　東京都渋谷区神宮前5-8-2	(03)5778-8831

●都道府県看護協会

名称	所在地	TEL
北海道看護協会	〒003-0027　北海道札幌市白石区本通16丁目北6-1	(011)863-6731
青森県看護協会	〒030-0822　青森県青森市中央3-20-30　県民福祉プラザ３階	(017)723-2857
岩手県看護協会	〒020-0117　岩手県盛岡市緑が丘2-4-55　岩手県看護研修センター内	(019)662-8213
宮城県看護協会	〒980-0871　宮城県仙台市青葉区八幡2-10-19	(022)273-3923
秋田県看護協会	〒010-0874　秋田県秋田市千秋久保田町6-6	(018)834-0172
山形県看護協会	〒990-2473　山形県山形市松栄1-5-45　アルカディアソフトパーク山形内	(023)685-8033
福島県看護協会	〒963-8871　福島県郡山市本町1-20-24	(024)934-0512
茨城県看護協会	〒310-0034　茨城県水戸市緑町3-5-35　茨城県保健衛生会館３階	(029)221-6900
栃木県看護協会	〒320-8503　栃木県宇都宮市駒生町3337-1　とちぎ健康の森４階	(028)625-6141
群馬県看護協会	〒371-0007　群馬県前橋市上泉町1858-7　群馬県看護教育センター	(027)269-5565
埼玉県看護協会	〒338-0011　埼玉県さいたま市中央区新中里3-3-8	(048)824-8122
千葉県看護協会	〒261-0002　千葉県千葉市美浜区新港249-4	(043)245-1744
東京都看護協会	〒162-0815　東京都新宿区筑土八幡町4-17	(03)5229-1520
神奈川県看護協会	〒231-0037　神奈川県横浜市中区富士見町3-1　神奈川県総合医療会館内６階	(045)263-2901
新潟県看護協会	〒951-8133　新潟県新潟市中央区川岸町2-11　新潟県看護研修センター内	(025)233-6550
山梨県看護協会	〒400-0807　山梨県甲府市東光寺2-25-1	(055)226-4288
長野県看護協会	〒390-0802　長野県松本市旭2-11-34　長野県看護協会会館	(0263)35-0421
富山県看護協会	〒930-0885　富山県富山市鵯島字川原1907-1　富山県看護研修センター	(076)433-5680
石川県看護協会	〒920-0931　石川県金沢市兼六元町3-69	(076)232-3573
福井県看護協会	〒918-8206　福井県福井市北四ツ居町601	(0776)54-7103
岐阜県看護協会	〒500-8384　岐阜県岐阜市薮田南5-14-53　岐阜県県民ふれあい会館第１棟５階	(058)277-1008
静岡県看護協会	〒422-8067　静岡県静岡市駿河区南町14-25　エスパティオ３階	(054)202-1750
愛知県看護協会	〒466-0054　愛知県名古屋市昭和区円上町26-18	(052)871-0711
三重県看護協会	〒514-0062　三重県津市観音寺町字東浦457-3　三重県看護研修会館	(059)225-1010
滋賀県看護協会	〒525-0032　滋賀県草津市大路2-11-51	(077)564-6468
京都府看護協会	〒606-8111　京都府京都市左京区高野泉町40-5	(075)723-7195
大阪府看護協会	〒536-0014　大阪府大阪市城東区鴫野西2-5-25　ナーシングアート大阪	(06)6964-5000
兵庫県看護協会	〒650-0011　兵庫県神戸市中央区下山手通5-6-24	(078)341-0190
奈良県看護協会	〒634-0813　奈良県橿原市四条町288-8　看護研修センター内	(0744)25-4014
和歌山県看護協会	〒641-0036　和歌山県和歌山市西浜1014-27　看護研修センター内	(073)446-0605
鳥取県看護協会	〒680-0901　鳥取県鳥取市江津318-1	(0857)29-8100
島根県看護協会	〒690-0049　島根県松江市袖師町7-11	(0852)25-0330

岡山県看護協会	〒700-0805 岡山県岡山市北区兵団4-31	(086)226-3638
広島県看護協会	〒730-0803 広島県広島市中区広瀬北町9-2	(082)293-3362
山口県看護協会	〒747-0062 山口県防府市大字上右田2686　山口県看護研修会館内	(0835)24-5790
徳島県看護協会	〒770-0003 徳島県徳島市北田宮1-329-18	(088)631-5544
香川県看護協会	〒769-0102 香川県高松市国分寺町国分152-4	(087)864-9070
愛媛県看護協会	〒790-0843 愛媛県松山市道後町2-11-14	(089)923-1287
高知県看護協会	〒780-8066 高知県高知市朝倉己825-5	(088)844-0678
福岡県看護協会	〒812-0054 福岡県福岡市東区馬出4-10-1　ナースプラザ福岡	(092)631-1141
佐賀県看護協会	〒849-0201 佐賀県佐賀市久保田町大字徳万1997-1　看護センター	(0952)68-3299
長崎県看護協会	〒854-0072 長崎県諫早市永昌町23-6	(0957)49-8050
熊本県看護協会	〒862-0901 熊本県熊本市東区東町3-10-39	(096)369-3203
大分県看護協会	〒870-0855 大分県大分市大字豊饒310-4	(097)574-7117
宮崎県看護協会	〒889-2155 宮崎県宮崎市学園木花台西2-4-6　宮崎県看護等研修センター	(0985)58-0622
鹿児島県看護協会	〒890-0064 鹿児島県鹿児島市鴨池新町21-5　鹿児島県看護研修会館	(099)256-8081
沖縄県看護協会	〒901-1103 沖縄県島尻郡南風原町字与那覇460	(098)888-3155

日本看護協会HPより（2012年8月現在）

●国家試験問い合わせ先

名称	所在地	TEL
厚生労働省医政局 医事課試験免許室	〒100-8916 東京都千代田区霞が関1-2-2	(03)5253-1111
北海道厚生局	〒060-0808 北海道札幌市北区北８条西２丁目１番１号　札幌第１合同庁舎	(011)709-2311
東北厚生局	〒980-8426 宮城県仙台市青葉区花京院１丁目１番20号　花京院スクエア	(022)716-7331
関東信越厚生局	〒330-9713 埼玉県さいたま市中央区新都心１番地１ さいたま新都心合同庁舎１号館	(048)740-0810
東海北陸厚生局	〒461-0011 愛知県名古屋市東区白壁１丁目15番１号　名古屋合同庁舎第３号館	(052)959-2064
近畿厚生局	〒541-8556 大阪府大阪市中央区大手前４丁目１番76号　大阪合同庁舎第４号館	(06)6942-2241
中国四国厚生局	〒730-0012 広島県広島市中区上八丁堀６番30号　広島合同庁舎４号館	(082)223-8181
四国厚生支局	〒760-0019 香川県高松市サンポート３番33号　高松サンポート合同庁舎	(087)851-9565
九州厚生局	〒812-0013 福岡県福岡市博多区博多駅東２丁目10番7号　福岡第２合同庁舎	(092)472-2370
九州厚生局沖縄分室	〒900-0022 沖縄県那覇市樋川１丁目15番15号　那覇第１地方合同庁舎	(098)853-7350

就職先を探すリスト

ナースセンターでは看護職関係の有資格者のためのナースバンク事業を行っています。
就職先を探すときは、まずこちらに。

▼

中央ナースセンター

所在地	TEL
〒150-0001　東京都渋谷区神宮前5-8-2　日本看護協会内	(03)5778-8561

都道府県ナースセンター

名称	所在地	TEL
北海道ナースセンター	〒003-0027　北海道札幌市白石区本通16丁目北6-1　北海道看護協会内１階	(011)863-6794
青森県ナースセンター	〒030-0822　青森県青森市中央３丁目20-30　県民福祉プラザ３階 青森県看護協会内	(017)723-4580
岩手県ナースセンター	〒020-0117　岩手県盛岡市緑ヶ丘2-4-55　岩手県看護研修センター１階 岩手県看護協会内	(019)663-5206
宮城県ナースセンター	〒980-0871　宮城県仙台市青葉区八幡２丁目10-19　宮城県看護協会内	(022)272-8573
秋田県ナースセンター	〒010-0874　秋田県秋田市千秋久保田町6-6　秋田県総合保健センター５階 秋田県看護協会内	(018)832-8810
山形県ナースセンター	〒990-2473　山形県山形市松栄1-5-45　山形県看護協会内	(023)646-8878
福島県ナースセンター	〒963-8871　福島県郡山市本町1-20-24　福島県看護会館みらい１階 福島県看護協会内	(024)934-0500
茨城県ナースセンター	〒310-0034　茨城県水戸市緑町3-5-35　茨城県保健衛生会館３階　茨城県看護協会内	(029)225-8572
栃木県ナースセンター	〒320-8503　栃木県宇都宮市駒生町3337-1　とちぎ健康の森４階　栃木県看護協会	(028)625-3831
群馬県ナースセンター	〒371-0007　群馬県前橋市上泉町1858-7　群馬県看護協会内	(027)269-5202
埼玉県ナースセンター	〒338-0011　埼玉県さいたま市中央区新中里3-3-8　埼玉地域看護研修センター２階 埼玉県看護協会内	(048)824-7266
千葉県ナースセンター	〒261-0002　千葉県千葉市美浜区新港249-10	(043)247-6371
東京都ナースセンター	〒162-0815　東京都新宿区筑土八幡町4-17（ナースバンク東京）	(03)3359-3388
神奈川県ナースセンター	〒231-0037　神奈川県横浜市中区富士見町3番1　神奈川県総合医療会館５階	(045)263-2101
新潟県ナースセンター	〒951-8133　新潟県新潟市中央区川岸町2-11　新潟県看護研修センター１階 新潟県看護協会内	(025)233-6011
富山県ナースセンター	〒930-0885　富山県富山市鵯島字川原1907-1　富山県看護協会内	(076)433-5251
石川県ナースセンター	〒920-0931　石川県金沢市兼六元町3-69　石川県看護協会内	(076)225-7771
福井県ナースセンター	〒918-8206　福井県福井市北四ツ居町601　福井県看護協会会館	(0776)52-1857
山梨県ナースセンター	〒400-0807　山梨県甲府市東光寺2-25-1　山梨県看護協会内１階	(055)226-0110
長野県ナースセンター	〒390-0802　長野県松本市旭2丁目11-34　長野県看護協会会館	(0263)35-0067
岐阜県ナースセンター	〒500-8384　岐阜県岐阜市藪田南5丁目14番53号　ふれあい福寿会館第１棟５階 岐阜県看護協会内	(058)277-1010
静岡県ナースセンター	〒422-8067　静岡県静岡市駿河区南町14番25号　エスパティオ３階	(054)202-1761
愛知県ナースセンター	〒466-0054　愛知県名古屋市昭和区円上町26-15　愛知県高辻センター１階	(052)871-0600
三重県ナースセンター	〒514-0062　三重県津市観音寺町457-10　三重県看護研修会館別館	(059)222-0466
滋賀県ナースセンター	〒525-0032　滋賀県草津市大路2丁目11-51　滋賀県看護研修センター 滋賀県看護協会内	(077)564-9494
京都府ナースセンター	〒604-0874　京都府京都市中京区竹屋町通烏丸東入ル清水町375　ハートピア京都７階	(075)222-0316

大阪府ナースセンター	〒536-0014 大阪府大阪市城東区鴫野西2-5-25　大阪府看護協会 ナーシングアート大阪１階	(06)6964-5550
兵庫県ナースセンター	〒650-0011 兵庫県神戸市中央区下山手通5-6-24　兵庫県看護協会内	(078)341-0240
奈良県ナースセンター	〒634-0813 奈良県橿原市四条町288-8　看護研修センター１階	(0744)25-4031
和歌山県ナースセンター	〒641-0036 和歌山県和歌山市西浜1014-27　看護研修センター内１階	(073)446-0121
鳥取県ナースセンター	〒680-0901 鳥取県鳥取市江津318-1　看護研修センター１階　鳥取県看護協会内	(0857)25-1222
島根県ナースセンター	〒690-0049 島根県松江市袖師町7-11　看護研修センター１階　島根県看護協会内	(0852)27-8510
岡山県ナースセンター	〒700-0805 岡山県岡山市北区兵団４番39　岡山看護研修センター内	(086)226-3639
広島県ナースセンター	〒730-0803 広島県広島市中区広瀬北町9-2　広島県看護協会会館１階	(082)293-9786
山口県ナースセンター	〒747-0062 山口県防府市大字上右田2686　山口県看護研修会館新館１階 山口県看護協会内	(0835)24-5791
徳島県ナースセンター	〒770-0003 徳島県徳島市北田宮１丁目329-18　徳島県看護協会内	(088)631-5544
香川県ナースセンター	〒769-0102 香川県高松市国分寺町国分152-4　香川県看護協会 看護研修センター２階	(087)864-9075
愛媛県ナースセンター	〒790-0843 愛媛県松山市道後町２丁目11-14 愛媛県看護協会内　愛媛看護研修センター１階	(089)924-0848
高知県ナースセンター	〒780-8066 高知県高知市朝倉己825番5　高知県看護協会内	(088)844-0758
福岡県ナースセンター	〒812-0054 福岡県福岡市東区馬出4-10-1　ナースプラザ福岡	(092)631-1221
佐賀県ナースセンター	〒849-0201 佐賀県佐賀市久保田町大字徳万1997-1　佐賀県看護協会内	(0952)51-3511
長崎県ナースセンター	〒854-0072 長崎県諫早市永昌町23番6号　長崎県看護協会内	(0957)49-8060
熊本県ナースセンター	〒862-0901 熊本県熊本市東区東町3-10-39　看護研修センター１階 熊本県看護協会内	(096)365-7660
大分県ナースセンター	〒870-0855 大分県大分市大字豊饒310番地の４　看護研修会館１階 大分県看護協会内	(097)574-7136
宮崎県ナースセンター	〒889-2155 宮崎県宮崎市学園木花台西2-4-6　宮崎県看護協会１階	(0985)58-4525
鹿児島県ナースセンター	〒890-0064 鹿児島県鹿児島市鴨池新町21-5　看護研修会館１階 鹿児島県看護協会内	(099)256-8025
沖縄県ナースセンター	〒901-1103 沖縄県島尻郡南風原町字与那覇460番地　沖縄県看護研修センター２階 沖縄県看護協会内	(098)888-3128

ナースセンター支所

名称	所在地	TEL
北海道ナースセンター		
ナースバンク上川業務支所	〒079-8610 北海道旭川市永山6条19丁目　北海道上川保健所内	(0166)46-5282
ナースバンク渡島業務支所	〒041-8551 北海道函館市美原4丁目6番16号　渡島合同庁舎１階	(0138)47-9160
ナースバンク帯広業務支所	〒080-0803 北海道帯広市東3条南3丁目1　北海道帯広保健所内	(0155)21-3353
ナースバンク釧路業務支所	〒085-0038 北海道釧路市花園町8番6号　北海道釧路保健所内	(0154)22-6685
ナースバンク北見業務支所	〒090-0018 北海道北見市青葉町6番6号　北海道北見保健所内	(0157)61-6668
東京都ナースセンター		
ナースバンク立川	〒190-0023 東京都立川市柴崎町2-21-19　２階南棟部分	(042)529-7077
神奈川県ナースセンター		
相模原支所	〒252-0236 神奈川県相模原市中央区富士見6-1-1 相模原市総合保健医療センターA館５階	(042)776-2480
小田原支所	〒250-0014 神奈川県小田原市城内1-22 衛生会館　小田原看護専門学校内	(0465)23-6301
静岡県ナースセンター		
東部支所	〒410-0055 静岡県沼津市高島本町1-3 静岡県東部総合庁舎内別館２階	(055)920-2088
西部支所	〒430-0929 静岡県浜松市中区中央1-12-1　静岡県浜松総合庁舎10階	(053)454-4335
愛知県ナースセンター		
豊橋支所	〒440-0888 愛知県豊橋市駅前大通2-33-1　開発ビル４階	(0532)52-1173
長崎県ナースセンター		
長崎支所	〒850-0874 長崎県長崎市魚の町3-28　長崎赤十字会館６階	(095)828-1747
佐世保支所	〒857-0052 長崎県佐世保市松浦町5-13　グリーンビル406号室	(0956)23-7225

中央ナースセンターHPより（2012年８月現在）

執筆●亀尾睦枝／増山美智子／青木典子
本文イラスト●加藤大
DTP●[D-Rise]
編集協力●青木佳奈子
取材協力●公益社団法人日本看護協会／財団法人聖路加国際病院／株式会社ケアーズ白十字訪問看護ステーション／社会福祉法人北区社会福祉事業団清水坂あじさい荘／社会福祉法人島田福祉会北嶺町保育園／学校法人杏林学園杏林大学医学部付属病院／医療法人社団緑成会横浜総合病院／北杜市役所市民部介護支援課地域包括支援センター／独立行政法人国立病院機構西埼玉中央病院／みやした助産院／学校法人北里研究所北里大学病院／国立大学法人千葉大学
企画編集・デザイン●SIXEEDS

監修者紹介

田中 美恵子（たなか みえこ）

1955年東京都生まれ。国立療養所東京病院附属看護学校卒業、聖路加看護大学大学院博士後期課程修了。国立武蔵療養所、埼玉県立衛生短期大学、聖路加看護大学を経て、東京女子医科大学看護学部・大学院看護学研究科教授。2010年より同大学看護学部長。精神障害者の当事者経験の研究を中心に、精神看護倫理に関する研究などを進めている。日本学術会議（健康・生活科学委員会看護学分科会）連携会員、日本看護系大学協議会理事、日本看護系学会協議会理事などもつとめる。

まるごとガイドシリーズ⑦

看護師まるごとガイド〔改訂版〕

――資格のとり方・しごとのすべて――

2006年3月1日　初　版第1刷発行
2006年6月1日　初　版第2刷発行
2012年10月30日　改訂版第1刷発行

〈検印省略〉

定価はカバーに
表示しています

監修者　田中美恵子
発行者　杉田啓三
印刷者　岡田幹夫

発行所　株式会社 ミネルヴァ書房

607-8494　京都市山科区日ノ岡堤谷町1
電話代表（075）581-5191
振替口座01020-0-8076

ワコープラネット

ISBN978-4-623-06471-7
Printed in Japan